U0394993

与生俱来的智慧

Hypnosis

Inborn Wisdom

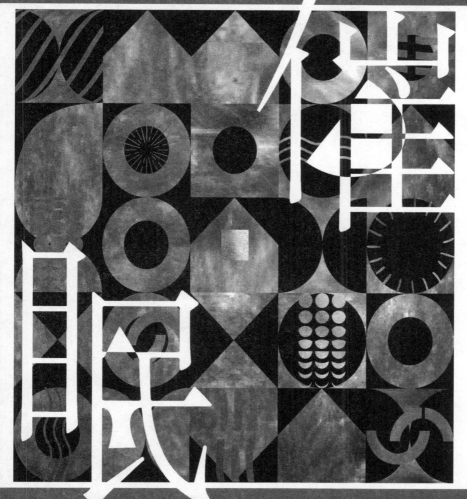

催眠

柯惠 著

 上海社会科学院出版社
SHANGHAI ACADEMY OF SOCIAL SCIENCES PRESS

目 录

第 3 章

前　言

当我第一次听到"前世今生"这四个字,我有点诧异,甚至觉得有点荒谬。

但这个世界,就是有这么不可思议的事情,早就存在我们的身边。

当我们的意识早就忘了,或是还没察觉到时,我们的身心,竟然可以通过催眠的引导,辨识出那些伤害过我们的迹象。

不妨就将这些看成是人类精神得到寄托的另一个重要发现。如何有效解决人们的心理障碍和心理问题,才是人们最关心的事,这是一本大众需要的催眠参考书,我诚挚地将此书整理分享,希望读者能从中得到一些助益!

整本书包括有21个催眠案例,包含的章节内容有:

▼ 第1章　在变动中洞烛机先

人生没有永恒的幸福,现实生活带给我们不断的挑战。也许你会怀疑,生存就是痛苦! 也许你会抱怨,为什么人生要有这么多的问题呢? 其实,问题之存在,正是人生的标志! 问题愈多,它就愈成为人生的一部分。心理学家告诉我们,永恒的幸福不是唾手可得,我们可以经过学习,靠着积极的态度和一系列具体可行的步骤和技巧去主动处理难题,应付人生的各种挑战。

▼ 第2章　催眠的实际运用

本章对催眠的实际运用做了更深入的探讨,包括在催眠引导过程中,具体细节上的指导,怎样利用催眠治愈创伤,解决疑难问题,协助个案发现目前生活最重要的目标,启发动力去突破,获得实质性的效果。

▪ 第3章　改变中的世界，改变中的我

经由长期稳定的社会过渡到快速飞跃的社会，个人由依赖家庭到自主自决，世界在改变，人们也在改变。在这种交互激变的时空之下，我们该如何计划自己的未来，以免迷失了方向？

一旦埋首于千头万绪的生活工作当中，倘若不保持警醒，你很可能在岔路上迷失方向。你会感觉不再有时间能够安静地坐下来阅读，研究开发新的梦想空间，观测变化的潮流以及搜集相关的资讯。

李清照的"剪不断，理还乱"的确是引人荡气回肠的好词，情真意切，易起共鸣。共鸣的原因就是世人多有类似的情绪经验。

有效解决问题的最大阻力，莫过于不知道真正的问题在哪里？所以我们要适应生活，面对问题的解决，不是被动地让自己困在问题的愁云惨雾里。希望通过对催眠案例的认识，我们能够更乐观，更积极地影响环境，而非受环境的影响，并且平静地停下来思考，看清楚真正问题之所在，这是应用问题解决方法的真谛。

附上这本书的前言，请多多指教！

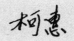

第 **1** 章

在变动中洞烛机先

　　2016年11月11日的早上，我终于鼓起勇气提笔，开始写人生的第一本书，面对着生活变化无常的环境，想起在15年前，那时还在台湾的国华人寿保险公司担任经理，父亲特地为我写了一副对联，挂在办公室的两旁，"人生少永恒环境，柯惠无何有之乡"，是取自老庄的典故，要时刻谨记人生无常，谦虚做人，以此作为人生的勉励！

　　父亲是我生命中的良师益友，每逢在工作中、生活中遇到了瓶颈和问题，父亲的智慧经验会帮助我开拓视野，找到不同的解决办法，引领我走向宽广的学习领域。

　　父亲祖籍福建省晋江县，他在1945年带着弟弟来到台湾，那时25岁的他在诠叙部工作，然后于1950年任职交通部的人事室主任，管理铁路局、公路局、港务局、招商局等部门的人事派任，于1952年和我（祖籍江苏省无锡县）的母亲结婚。

　　父亲退休之后，曾开过联顺建设公司，当时和菲律宾的华侨合作了一些高楼的建案，有长安东路二段的华南大厦和延吉街忠孝东路口的山水华厦，这是父亲和建商合作的一部分历史作品。

　　小时候的印象之中，父亲的书法就写得很好，床头柜上摆放的许多书籍，都是看不懂的文言文，能够阅读的南怀瑾老师的作品，也是在父亲的书柜中看到的。父亲在晚年的时候，热衷于子平八字，曾经教过学生，也著过书籍，就连帮父亲看病的中医师，也常常称赞父亲，要我和父亲多多学习。记得父亲对我说过，人生很难十全十美，总是会有遗憾不足的地方！这时就常听他说"知足常乐"这四个字！

　　他在年届八十的时候，因为遇到命运不顺或运势不好的人，他只是知道状况，却不能化解问题和给出人生方向，让他不知如何是好，这样使他感到很困扰！这时的他常常告诉我，他要到上海开课教学生，因为父亲一直有着坚定的人生目标，他是会不停找事做，想助人为乐的人！

2007年，如父亲所愿，我在因缘际会下来到上海开课教学生，并且将他所不能为人指点迷津的遗憾，通过学习研究相关的工具和方法，能够尽力帮助他人解决问题，我想在天上的父亲一定会很高兴看到吧！

复元不是目标而是过程

就这样从台湾到了上海生活，才会有机缘从事催眠讲师的工作，一路走来，许多生活上的困苦、危机、风险、奇妙、逆转、突破的过程，是充满着感恩的心路历程。也因此促成了写这本书的念头，想将这几年的催眠工作经验和大家做个交流分享。这份工作在我生命最脆弱的时刻帮助我能够拥抱生命中的突然改变，放下已不再需要的一切负面想法，并且欢迎新经验的种子到来，终能回归到宁静的内心。

虽然和多数人一样，在生活中遭遇了许多的困难和挫折，但是我始终深信危机就是转机，逆境就是突破，只是这次的礼物实在是太沉重了！此时想到圣严法师的话：

面对它！

接受它！

处理它！

放下它！

这句话照亮了彷徨无助的我，像一股暖流进入了内心，我知道这是个重要的蜕变，也是个成长的考验。

> 修护与更新自我没有终点
> 你必须吸纳每日生活的光亮与黑暗
> 当新的一日开始时
> 别让你的生活困在昨日
> 反复想象你的愿望得到了满足
> 虔诚祈祷是种力量

心一旦安静下来，就会在不知不觉中，把各种负面的思想日积月累，直到某一天突然发现，这种消极的思想充斥在日常生活，影响到人际关系，一旦有一天遇上"导火线"就会爆炸，要让你的世界发生改变，你就必须先改变自己的内心。

原来所有问题的根源都来自自己

在生活中难免会有困难与考验，但是只要自己有信心，确定自己一定会很幸福，就一定有方法可以解决，有时方法很容易也很简单。只是一个想法、一个动作、一个快乐话语、一个祈祷，但若只是停留在你的念头里，而不愿意去做，那就非常可惜！

就好比，没有爬上楼，又怎能观赏到楼下的美丽风景，所以改善的方法很多，最重要的是要去实践，在实践的过程中，你就会有美好的体验！

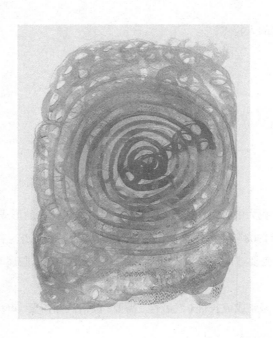

人类心理的设计师

2009年我有机会学习心理学和从事心理潜能开发的工作,起初只是想要找一份自己有兴趣,又可以帮助别人的工作,没想到在工作的过程里,获益最大的却是自己! 在心理学方面的学习运用,有人本主义心理学的治疗理论,强调每个人的价值和尊严,他的人性观是绝对积极和乐观,心理治疗的目标,就是将一个具有充分潜能的人早已存在的能力释放出来。罗杰斯的主要观点是健康的人是真实自我的人,我们要成为机能完善的人。

机能完善的人特点：

> 经验开放
> 自我与经验协调
> 利用自我评价过程
> 无条件自我关怀
> 与人和睦相处

能超越自我为中心，真诚、接纳、同理心促进理想自我的形成。

马斯洛于1908年出生于美国纽约州，他的需求理论指出人有两种需求：

一、低级需要或缺失需要，包括生理需要、安全需要、归属与爱的需要、自尊需要。

二、高级需要或成长性（发展性）需要，包括认知需要、审美需要、自我实现的需要。

自我实现的特征：

一、能够准确地知觉现实，现实知觉良好。

二、能够悦纳自己、他人和周围环境。

三、能够自然地表达自己的情绪和思想，具有自发性。

随着不同层次的需要被满足，人的心理也不断地成熟，超越过去悲痛的往事，就会成长。

马斯洛在晚年认识到，不能以自我实现为终极目标，对此进行了修改补充，超个人心理学是以宇宙为中心，不以人类为中心，将"高峰经验"及"高原经验"放在这一层次。

高峰经验：积极的精神。

高原经验：培养专注和宁静，平和在日常生活中。

马斯洛认为神经症是人格萎缩，不能继续成长，健康人格会不断成长，形成丰满的人格状态。每个人在内部都有两套力量：一套力量，出于畏惧害怕，倾向于倒退；另一套力量，推动他向前承担，建立自我的完整性和独立性。他立志研究什么是心理上最健康的人，希望能够提高人类认识并战胜仇恨和毁灭的能力，他认为这才是心理学家最崇高的责任！

第一次提出人类具有潜在意识学说的人，是弗洛伊德，他出生于1856年，是精神分析法的创始人，把人的精神活动分为三个层次：

意识

前意识

潜意识

精神分析学派认为，心理障碍源于潜意识。如今没人能否定潜意识的重要性，主要归功于精神分析学的巨大影响。

潜意识对整个大脑的协调能力，促进思维发展和灵活性有积极的作用。这也就是冰山理论，我们只能看到最上面的六分之一，而海面下的六分之五是看不到的潜意识，它会以梦、直觉、压抑的经验表现出来。

在18世纪末，人们开始使用催眠来治疗心理疾病，其中以弗洛伊德的自由联想法为基础，可以找到心理问题的根源。也是因为如此，我就带着向前辈学习的喜悦心情，想体会什么是催眠？什么是潜能开发？

"连结你我　宏福社会"

2011年我加入上海市心理咨询行业协会，成立连宏咨询工作室，很荣幸地结识到了这个行业的精英，参与了几次协会用心举办的活动，其中印象最为深刻的是参加了上海市社会工作者的团队活动，我们秉持着社工精神，那就是：社工不是说出来的，而是做出来的。

善念一旦启发，就会有点滴的改变，就像池中激起的一朵水花，可以形成一片涟漪，看着旁边的社工同伴们都在热诚地倾听，为需要纾解情绪的居民们做专业的心理咨询，有时在空当中，社工同伴们也会彼此交流和分享心得，当看到来询问的对象，从愁眉深锁到轻松释然，我都会感受到付出的快乐，体会到美的互动，善的循环，社工团队以三心，诚心、爱心、关心与二意，敬意、谢意，最终顺利地完成任务。

现代化社会固然便利，但生活的压力不减反增，在工作室八年的催眠经验，以及这几年的社工服务，让我发现人生的许多问题，都潜藏在我们生命中的每一段关系里，因为所有的压力来源，都是由许多不良的情绪所造成的，它是一种内在的失衡，都脱离不了与人相处的关系，所以一个人越是有许多事能够放得下，他就是越富有。

"提得起"常被人称道，因为肯付出，那就是负责的表现。

"放得下"则更令人称赞，因为懂得知足常乐，随遇而安。

如果能够体悟到我们的生活有目标，能言行一致地在生活里实践，从而产生一种由内而外的安定感与个人价值的满足感，那就是幸福人生！

我在2016年加入上海市卫生服务行业协会的会员单位，能够深入了解上海当地心理辅导的工作项目，并且参加上海市心理援助志愿者总队的社工咨询服务，由于上海市心理援助志愿者总队长期默默耕耘，我了解到了上海市民的心理成熟程度,对社工团队有了更多的接受和信任,让市民能够在公众场合,及时地寻求心理协助。咨询的问题里,普遍有家庭遇到的状况如家人之间的关系互动、财务的规划出现问题。个人身心影响的方面有长期失眠的烦恼、对环境不适应所产生的不安情绪。

在做社工的过程中,看到他们忧愁的面容,听着他们的困扰和痛苦,我就怀着爱心和耐心,陪伴他们、倾听他们、理解他们、尊重他们,并且为他们指出人生的方向。要用赤子之心为生活中一切的爱与美好而祝福,体悟感恩是帖有力的良药,对自己的福分心怀感激,会为生命带来活力!

每当他们带着感谢的眼神,说着感谢的话语握着我的手道别时,我都会有满满的感动,谢谢他们信任我,给我陪伴倾听的机会,又是在上海这块土地上结缘,虽然他们的生活关上了一扇窗,但势必会打开另一道门,祝愿他们能够体会生命的美妙!

配合上海市精神卫生中心的社工服务时,有两个案例让我印象深刻。

第一个案例:王小姐,31岁,长相非常清秀,面有倦容,未婚,有工作。说是有睡眠障碍已经有两年以上了,不容易入睡且睡不沉,自己觉得情绪低落,对什么都提不起兴趣,又容易感到疲倦,曾上网查询过,觉得应该是抑郁的状况。也看过医生,吃过药,但也没有改善。

我问她:“若睡不好,白天有机会睡觉的时候,可以睡得着吗?”

她说:“睡得着。”

我再问:“是天天睡不好吗?”

她说:“不是。”

我告诉她:“这样只是轻微的睡眠品质不好,可以出去旅游或户外运动、晒太阳,也可以晚上睡前泡泡脚,放松纾缓心情,晚上不要喝茶和咖啡,不要吃得太饱，也不要晚睡和吃宵夜，这样就可以在身体上改善失眠的状况了！"

我再问她："除了睡眠之外，你和家人及同事之间的相处如何？"

她说："都相处得很好。"

我认为若是在人际关系上面没问题，那就是工作能力上的问题了！

我问她："学习上面有问题吗？"

她说："没问题。"

我问她："那主管在工作上有责备你吗？"

她说："没有。"

我问："那你自己在工作上的表现有发生状况吗？"

她回答："因为在一起工作的同事表现都很好，觉得自己的表现并不理想，不知如何改善？"

建议：有些年轻人聪明，学习能力强，但缺少自信，有梦想却不知该如何实现，对未来没把握，那么该如何找出兴趣、能力与特质呢？先从做自己开始！

可以分为两方面：

1. 在生活上培养自信的语言（肯定，正面）。

   让笑容像阳光一样。

   积极表露你的热诚（赞美，服务）。

   注意自己的形象。

2. 在工作上找出自己的优点和最擅长的事。

   要不断地体验成功，从最简单的事做起。

   勤能补拙，多练习。

   模仿或请教比你更优秀的人。

培养自信心，可以改善情绪，甚至有时只要出门旅行游玩和朋友们互动交流，就可以放松心情，转个念头，你的思想，你的看法也就不一样了！

第二个案例：李先生，60岁，已婚，已经退休。

他想要了解女儿的心理状况，本想代替女儿在虹口精神卫生中心咨询，但卫生中心表示要女儿亲自前来才可以。

我问他："那目前女儿的状况呢？"

他回答女儿的状况，本来是很不错的，会念书，工作也很顺利，和父亲的感情也很好，在四年前曾计划去法国留学，结果签证三次都没通过，为了出国连工作也辞掉了，也因此这两年都不与同学、朋友、亲戚来往，把自己关在房间里，不知道会做些什么令人担心的事！

叹口气，他又说担心女儿心理有问题，因为女儿爱面子，亲戚建议要心理咨询，问过女儿，女儿拒绝心理咨询。

他面带痛苦地继续表示能否鼓励女儿网上交友，能够嫁出去也好。并且在谈话中，多次地说，自己是个有良好文化的家庭，是不会说脏话的。

我问他最近有发生什么事吗？

他说最近和女儿发生冲突，女儿就把房门关上锁住，自己就大力地去踢房门，结果有警察来访，原来是女儿去报警的。

这时李先生一直要求，能否付费用，请社工帮他去给女儿做心理咨询。

我告诉他除非是当事人有意愿咨询，否则是没有效果的。

看到李先生的满脸忧愁，情绪激动。我又说："李先生，你今天坐在这里这么久，告诉我这么多你沉重的感受和担心，都是为了要帮助你的女儿，你这么的爱她，你应该是目前唯一能够帮助她的人了！"

他当时愣了一下，眼眶泛红。

他表示女儿第一年不工作时，他还可以忍受，以后的三年，他一直很担心，很纠结的。

我建议他若是不知如何说出口，就先写在纸上，告诉女儿你有多么爱她，有多么关心她，还有对她的期许，这应该是目前最好的方法，要鼓励女儿走出门去面对生活。

这时候李先生整个人都缓和下来，面带笑容对我说："要放下身段吧！"

我说："是的，因为你这么爱她！"接着我继续鼓励李先生，可以从家人、朋友寻求分担和协助，并且要有积极乐观的心情，要相信并祝福女儿会走出困境，以及和女儿进行温暖的表达和沟通，就不会再感到背负沉重，而陷入混乱焦虑的情绪状态。

其实李先生才是目前最需要鼓励的人！——肯定他的价值——爱。

爱是打开快乐之门的万能钥匙

人的生命是需要信念才有生活的动力，才可以勇敢突破困境，追求不同阶段的梦想。

没有任何人的人生可以不经历痛苦，在这过程中，必须要有家人和朋友的陪伴和分享，甚至是共同分担。有了他们的鼓励，才可以使我们更坚强，才能够计划实现超越自我，达到幸福人生的目标。

想要而不去做，那会使你更缺乏它！

在没有被积极的动力燃亮到我们的内在或外在世界时，可能还有一些信念是不够坚定的，一些能量是纠结的，甚至是与光和热的部分相冲突。通过觉察并且梳理内在信念和情感不顺畅的部分，最终将它们转识成智，成为我们人生经历里，获得智慧和爱的养料。

引导唤醒你的内在，它就像光一样，内在的房间是暗的，只要把光带进来，即使是一支小蜡烛，整个黑暗就会消失。

去发觉爱，因为爱会去激发人，超越自己的能量流动，活出生命的泉源。

催眠就是唤醒

遇到许多对催眠好奇的朋友，总是会问我许多问题，最常问的是，催眠是睡眠吗？ 在催眠时是清醒的吗？

英国医学会认为催眠是：

> 引导放松
>
> 唤醒潜意识
>
> 让人觉醒而非昏迷
>
> 找出原本就有，未发现的潜能

在催眠师的工作中累积的经验，让我觉得催眠是十分有效的助人方法，但是必须具备应有的基本概念，如果发现身体出了状况，应该先去看医生接受治疗，若是无法根治改善的，就可以往心理层面去找原因，才是能够达到身心健康的目的。

催眠就是通过催眠师的引导，让被催眠者放松，使其脑波频率到α波或θ波的范围，也就是进入催眠状态以后，被催眠者的潜意识代替了显意识。

国际脑波学会提出不同震动的脑波改变可以分为四种状态。

状 态		脑波频率	意 识
β		14赫兹/秒	清醒（表面意识）
α		8—14赫兹/秒	冥想（潜在意识）
θ		4—8赫兹/秒	灵感（深层意识）
δ		0.4—4赫兹/秒	睡眠（无意识）

深呼吸集中注意力，催眠师暗示被催眠者放松的状态，这是一种特殊的类睡眠状态的发展，能够彼此保持互动，有问有答，信任配合，才可以在信任合作之中，找到真正问题的核心。

催眠是在催眠师的引导，让被催眠者进入一个安定的，心理宁静，精神集中的状态，而不是让他睡着了！在这种状态里，被催眠者能够进入潜意识，回忆起自己很久很久之前发生的事情，这样的过程有点像入定状态，所以它跟睡眠是不一样的，在医学上看，催眠时候的脑电波跟睡眠时的脑电波是完全不同的。

在催眠状态下的人，他还能够跟着催眠师的引导，去进行自己内在层次的回忆，然后向催眠师描述自己在催眠状态下的这些见闻感受，在这个领域中，唤醒自己深层的内心，面对真我的核心问题，一旦真我能够被启发，心就可以宁静，这是一个让心回归的过程，可以解决心理的纠结和重担，找到自己人生方向和目标。

催眠用途：

潜能开发

了解内在

唤醒潜在能力

产生惊人的记忆力

身心调节

放松减压

克服恐惧

帮助安眠

心理治疗

治疗或辅助治疗精神官能症200多种身心障碍与疾病，如：抑郁症、强迫症、失眠、自卑症等。

医疗

安慰性手术

刑事侦查

协助调查取证

商业运用

催眠式销售

提升亲和力

提升自信心

增强行动力

了解自己

同理心

夫妻家庭生活和谐

探索宇宙人生的真相

简言之——

催眠是为了找出潜在问题，压力来源，并且可以对症，提出解决方案。

催眠能够潜能开发：

身心安顿，情绪管理，情商培养。

认识自身优势，提升自信，提升工作效率。

心的重心是倾向于意识还是潜意识呢？

过去的人坚信人是凭着自己的意识行动的，但是精神分析之父的弗洛伊德认为人类在不知不觉的情况下，做了非常多的潜意识下的动作。人类最深层的奥秘，唯有潜意识才能解读，通过变化的形式表现出来如：直觉、梦、压抑。

潜能开发的重要性：

一、学习如何发挥潜力，发现自己的天赋并且挖掘它，重新点燃你的生命热情，为自己及这个世界创造一个美好的未来。

二、人生有多少的价值，取决于对周遭的人的帮助，人生愈有价值，生命愈有力量，自然也就愈快乐！

三、最好的引导，是将内在和自我的部分做更深的连结，也就是理性和感性的结合，是更大的完整性。

四、建立我们的愿景，觉察内在动力是很重要的，可以去做更多贡献，让这个世界更光明,让存在变得有意义。有了愿景的指引,就能累积不怕困难,实现成功的力量。

五、你看不到的东西,并不代表它不存在,一旦你连结上了潜意识,生命的无限可能性将像礼物一样向你而来,你的世界远比你所能看到的,还要多更多!

六、学会时刻整理自己的思想言行,将耗费于记忆中的能量,转换为安静的能力,是一种释放内心负能量的古老心法。

在催眠引导潜意识的时候,会唤醒被催眠者,直接进入当时最能帮助被催眠者的状态,只是脑波处于 α 波,但还是可以和催眠师互动交谈,并且也可以自主选择要不要告知隐私。

有时被催眠者太疲惫时,也会在催眠时沉睡,但多数是在放松的状态中睡着的。在被催眠者睡着时,可以等被催眠者睡醒或轻轻拍手以及大声说话,让对方醒过来,就可以继续进行催眠。

意识活动与潜意识活动扮演不同角色。

意识包括:

<blockquote>
自主性行为

智识

抉择

推理

视、听、味、触、嗅
</blockquote>

潜意识包括:

不自主性行为

感觉、情绪

心理能力

重建真实的能力

冥想、顿悟

意识活动无法涵盖的领域，潜意识活动得以顺利运作，这两项活动恰能发挥互补的功能。

经过催眠的引导，除了具有一般心理咨询的功能：

改变认知

缓解情绪

调解心态

还具备了另外两项功能：

可以直入问题核心

潜能开发

因为接触催眠工作有8年，累积了数百位的案例，所以我将挑选例证来说明潜能开发的效力。

看到各个不同背景与不同问题的人，他们的行为和思考停留在某种模式中，他们的某些关键的东西都被隐藏在看不见的地方，所以这些痛苦情绪经过一段时间的循环累积，就很纠结，无法动弹流动，造成莫名的身心受苦。而这些人相同的表现就是：他们对人生都失去了动力！

叙说理论认为，由于我们痛苦最深刻的部分是无言的，所以无言的痛苦往往让痛苦更沉重，只要能够让那隐藏的东西显露出来，重见光明，并由我们加以引导，给出正确方向，陪伴对方理解，则莫名的痛苦可以就此消除。

通过催眠，遇见心中的彩虹。彩虹并不是某一个人的专利，它是每一个人最内在的特质，那个彩虹具有一种能力，可以将人生看作一个冒险，一个游戏，一个神秘学校，一个喜乐的旅程，在过程中的每一步都高兴地去经历，去学习，这也是了解自己，认识自己的途径之一。

第 2 章
催眠的实际应用

案例一：**重建合理的想法**

 黄小姐，32岁，未婚

在11月某一天的晚上，我从手机的微信上，看到黄小姐的讯息和新工作中的宣传照片，知道她最近工作表现出色，并且得到老板的肯定和重用，精神焕发，笑容也愈来愈甜美秀丽，我对她的积极表现以及适应环境的能力，感到特别高兴。

犹记得三年前，黄小姐是某饭店餐饮部门主管，工作积极又忙碌，那时她来工作室催眠，看起来很疲倦，她告诉我：有很多企业成长的课程都有参与过，本身也有催眠师的证书，但是都无法改善她压力大，突然呼吸困难的症状，持续有3年以上，以致造成心情不好、焦虑、心慌意乱、大汗淋漓，控制不住自己的怒气，影响了工作，她也觉得很辛苦。

她认为这可能是父母在她3岁的时候就离婚，父亲时常让她寄养在不同的家庭的缘故。最令她印象深刻的是，每次早上睡醒时，她心爱的玩具或重要的物品就不见了。常常住在不同的地方，和不同的人相处生活，造成黄小姐很强烈的不安全感，所以希望催眠能够改善令她头痛的状况，恢复正常的生活。

催眠第一次，整个过程大约持续一个半小时。

催眠师：　现在请闭上眼睛，用最放松的方式坐好，所有的肌肉都放松，深呼吸，吸气，吐气，再吸气，吐气，放松头顶，前额，眉毛，眼睛，脸颊，嘴巴，放松嘴唇周围的肌肉，放松下巴，让上下牙齿放松。更加的放松，让颈

部放松,一直放松到肩膀,感觉你的肩膀放松,让所有的紧张从肩膀消失,感觉非常舒服,让手臂放松,上臂、手肘、手腕、手掌,到每一个指头都放松,完全的放松。让自己很舒适地呼吸,胸部完全放松,往下到腹部完全放松,让你的背部放松,臀部放松,更加倍的放松,再往大腿,小腿,脚趾,脚底放松。* 现在完完全全放轻松,看到什么?

黄小姐: 好像待在黑洞里。

催眠师: 你走得出去吗?

黄小姐: 走不动,身体一直往后退。

> · 这样的情况持续了20多分钟,我观察黄小姐的状态,已经是要停止不动了!就再继续引导。

催眠师: 现在有一道白色光是那么明亮,那么有力量,而且都照在你的身上,你知道自己很安全,可以向前走,现在走动了吗?

黄小姐: 已经进入时光隧道的感觉,再向前走,看到好亮的紫色光,金色光,照在我的身上,很舒服。

催眠师: 你还可以继续向前走吗?

黄小姐: 可以向前进,我现在看到天使,我拉住了天使的双脚,在天空中飞翔。

> · 我观察黄小姐在飞翔的时候很放松,因为她的呼吸已经很顺畅,头也微微低垂下来,大约有30分钟。

催眠师: 你现在的感觉是什么?

_____

* 这段指导语在催眠师引导案主时都会出现,故之后案例不再重复。

👤 **黄小姐：** 我在天空往下看，看到下面放出蓝色光，感觉全身很温暖。

👤 **催眠师：** 你现在在很深的催眠状态，身心非常的放松，非常的安定、舒适、勇敢，从恐惧中摆脱出来，做着最好的修复和疗愈。

> · 经过了几分钟，这时黄小姐身体伸展了一下，告诉我：她全身感到有能量，很温暖。

 建　议

　　鼓励黄小姐要和家人相处融洽，保持赤子之心，要走出门欣赏大自然的美，这样就可以引起内心的平静和共鸣！人的不满与情绪大都是从比较中产生。人的快乐与幸福大都是从感恩中获得。所有美术佳作都有明，暗，光，影。如果人能发现生命的意义和责任，就永远不会抑郁、焦虑、空虚和堕落，探索生命的意义有三个途径：

　　一、做事情或创造。
　　二、感受美。
　　三、经历苦难。

　　保持身心的平衡，只要我们的心不把问题看成是负面的，解决之道就是让美好的事占据我们的心，诸如：唱歌、阅读、艺术、音乐、大自然之美。
　　我们不要让痛苦和恐惧所影响，还要从变化无常的事物当中，把快乐和安详带给我们的心。

庄子说：天地有大美

痛苦的时刻，也是精彩的时刻，它能够激发我们内在的潜力，能够觉察希望的复元力，引导此力量去祝福生活中需疗愈之处，包括你的负向态度和失望。

经过一年，黄小姐因为和父亲一起合作事业，觉得有压力，造成情绪紧张，会胸闷，头晕，这样难过的感觉已经有三个月，不想去公司，并且有不能和人互动交流的状态。希望找出原因，改善她的状况。

催眠第二次，整个过程用了大约一个小时。

👩 **催眠师：** 现在完完全全放轻松，看到什么？

🧑 **黄小姐：** 有些灰色。

👩 **催眠师：** 你有看见光吗？

🧑 **黄小姐：** 看见前面有光。

👩 **催眠师：** 向着光走过去。

🧑 **黄小姐：** 走不过去。

👩 **催眠师：** 是白天还是晚上？

🧑 **黄小姐：** 是白天，看见两旁有茂密的树林，向前走，前面的路很长。

> · 这条路，黄小姐就走了大约10分钟。

👩 **催眠师：** 现在看到什么？

🧑 **黄小姐：** 看见前面有一个大门，走进去，里面有池塘，看到有房屋，里面有一张床，床上好像躺了一个人。

催眠师： 你可以靠近，看看是什么？

黄小姐： 他是一个老人，躺在床上，他把头转过来，是一个生气的脸，转过来又是一个笑脸，也有伤心的脸，不同的脸转来转去的。

催眠师： 觉得他会给你什么样的感觉？

黄小姐： 他看起来很疲倦，很可怜！

接着暗示黄小姐要学习在生活中用正面的思维，保持身心的柔软，用愉快的心情去面对每一天。不管在工作中发生什么，你都会感到放松。

之后，我就用O卡*做生命蓝图的潜能开发：

催眠师： 你用你的感觉在做评判，很计较地在做旁观者。

要相信和父亲是能共同合作的。

只要顺应环境，就能够表现优秀。

只要怀抱希望，心中就有阳光。

你就不会因为感情上的不稳定而生病。

你要坚定地找方法改善。

你是用生气的脸让自己感到无立足之地，从而有压力。

过去发生腐朽的，要打破掉。

否则就会制造麻烦。

要保持温暖的心。

你就可以成功，像个快乐的小鸟。

---

* O卡，心理学OH潜意识图像卡。

沉重的情绪,会把自己的感情封闭住。

要敲醒自己,学会付出。

要聪明地和过去的时刻断开。

和母亲共舞是很轻松快乐的事。

要和父母相处和谐,就不会有压力。

这样你就可以有心想事成的能量。

父亲在生活上一直在教导你。

你要退一步想,去陪伴他,带着欢笑。

你板着脸,觉得他亏欠了你。

就抗拒父亲,缩在墙角里。

和父亲是可以谈感情的。

这样在办公室工作,就可以改变混乱的心情。

你把能量用错了方向。

你们是母女,要彼此拥抱。

甚至要在内心感到喜悦。

在外面也要拉住母亲的手。

若是有憎恨的情绪,就会让自己生病。

你要努力去突破改变。

你要牵着家人的手。

带着不喜欢的心情,你的能量就被卡住。

你是有梦想的人,要让自己快乐起来。

觉得父母对你是很头痛的事。

这样的心情是很危险的。

你要积极面对。

开始保有你的赤子之心。

你就可以实现你的愿望。

 建 议

　　黄小姐因为长期和家人的相处疏离，又恐惧父亲的威权，在长期的压力下，感到头痛和无立足之地。所有负面情绪的核心，就是悲伤与孤单，因为自己一直暗示和自我否定。

　　随着岁月的增长，我们已经长大，而父亲已经老去，所以在催眠中呈现出不同的样貌，提醒我们，父亲也渐渐衰老，还有许多是我们忽略不曾观察到的天下父母心，只要我们找到树根的源头，放对了位置，就可以恢复爱的能量流动。

　　在生活中用快乐的心创造平衡，在正向之光中抛下所有的消极念头，并摆脱身心中任何阻碍生命力流动的恐惧。你是阳光，你的世界就充满着阳光，你是爱，你就生活在爱的氛围里。

案例二：**将崩溃蜕变成突破**

简小姐，45 岁，离婚

有一个小孩，刚辞去工作。她有着一头乌溜溜的长发，面容非常的疲倦，身体显得非常瘦小。因为严重的失眠，晚上睡不着，有时只睡 2 个小时，已经有一年以上的时间，心情也愈来愈差，身心疲惫，影响到工作，曾看过一次心理医生。

希望通过催眠能够好好休息，改善不舒服的状况，才能够去工作。

整个催眠过程用了大约 45 分钟。

🧑‍⚕️ **催眠师**：现在完完全全放轻松，看到什么？

👤 **简小姐**：看到一个小女孩在走路。

🧑‍⚕️ **催眠师**：你还看到什么吗？

👤 **简小姐**：看到过世的妈妈在前面。

> ・ 这时我观察到简小姐泪流满面，她的面部表情非常的难过，瘦弱的身体轻轻地颤抖，显然已经进入到深层的催眠状态。

🧑‍⚕️ **催眠师**：可以靠近妈妈吗？

👤 **简小姐**：不想靠近妈妈。

🧑‍⚕️ **催眠师**：你要勇敢地面对妈妈，她是你的妈妈，这是你的选择。

你要走过去拉着妈妈的手，妈妈的手很温暖。

你走过去了吗？

简小姐：走过去了。

催眠师：你要拉着妈妈的手，先是一只手牵着妈妈，再是两只手牵着妈妈的手，再拥抱妈妈。

> · 有五分钟的时间，简小姐难过地流着眼泪，在催眠中完成她和妈妈的爱的牵手。

接着催眠暗示简小姐，你要相信，你是有能力爱妈妈的，可以原谅、宽恕、放下，能够觉察到接受，就可以改变成长，身心安顿，平静喜悦！在你今晚睡觉的时候，你会很快进入八个小时的深度睡眠，可以消除你的疲劳，积极面对生活。

简小姐在催眠之后，告诉我：在妈妈过世之前，非常厌恶妈妈的生活方式，因为妈妈严重的失眠，所以就喝酒来帮助入睡。她不能理解妈妈的行为，而她现在也是严重失眠，必须要喝酒才能睡着。

 建　议

有四个力量可以改善：

一、静下心来思考，因为过去的种子，造成回到现在的现象，要用内心的慈悲、爱的力量化解懊恼心。

二、记取之前的错误经验，坚守自己的诺言和责任。

三、与你感受相反的事情，转身感谢并且赞美对方，或将闷在心里的负面情绪，改为祝福他！

内心可以说：

对不起。

谢谢你。

我爱你。

请原谅我。

四、自己静心冥想，眼睛微闭，感受头顶上有温暖紫色光照着你，在心中有一朵花，花心有一点绿色光，能消除痛苦、忧虑、恐惧、混乱的情绪。也可以做感恩的祝福，冥想白色光。感恩父母，感恩帮助过我们的人。

现代人痛苦的部分，根源在于家庭和社会的压力，个人的焦虑感，更多的来自人与人之间的相互比较和相互指责，因此愤怒、忧愁、怨愤的情绪，就过度造成受害者心态。

健康心态的信息包括了：

欢乐的思维。

真实的话语。

爱的感受。

世间最宝贵的智慧是经验，不倾听经验的后果是你不断地重复，体验到它，一次又一次。

让你的痛苦，犹如黑夜的烛火，引领你到达决心之所。清明的抉择，往往能疗愈你的痛苦，因为它释放了你的矛盾冲突。

经过了半年，简小姐已经工作了，能够改变思维，化解内在的烦恼，就可以解决问题，走向光明。

防 御 机 制

防御机制最早由弗洛伊德提出，是自我缓解焦虑的防卫功能。防御机制有两项共同的特性：

一、不是否定事实，就是扭曲事实。

二、是潜意识的层次上运作的。

人们在正常和病态情况下，都在不自觉地运用心理防御机制，运用得当，可以减轻痛苦，帮助度过心理难关，防止精神崩溃，运用过度就会表现出焦虑、抑郁等病态的心理症状。

心理防御机制又分为：

压抑：弗洛伊德称作"整个精神分析理论结果的基石"，显然它是最重要的防御机制。

压抑是一种积极努力，把那些威胁着自身的观念、情感或冲动，排除在意识之外，以使个体不再因之而产生焦虑和痛苦。

否认：个人潜意识地否认某种痛苦现实或重新解释与自己有关的痛苦事实，以减少内心焦虑和痛苦。

反向作用：为了防范具有威胁性的行动，不让真实欲望被表达出来，以对立的态度和行为方式表现，如：用表现出浓烈的爱来掩饰心中的恨。

投射：将自己无意识的想法和冲动归为他人，以免除自责的痛苦。

转移：将一种引起焦虑的冲动投注，改换为另一种不引起焦虑的投注。

合理化：给自己行为赋予合理，正当的理由，这可以使自己的特定行为显得合理，并且有助于减缓所受的打击。

退化：指行为退回较不成熟的阶段中去，在面临巨大压力或甚大的挑战时，有人会以不成熟、不恰当的行为来回应，以减轻内心的焦虑。

自居作用：发展认同和知觉认同，即把某人的特征加到自己身上，个体潜意识地向某一对象模仿的过程。

补偿：培养好的正向特质，来弥补自身的缺陷与弱点。如：自认智力不佳的人，会以锻炼身体来培养优点，此种防卫机制有直接的调适功能。

幽默：以幽默的语言或行动来应付紧张的情境，来表达意识的欲望。

升华：将不为社会认可的本能冲动（性和攻击、冲动），转化为符合社会规则与要求的行为表现。

其目的是激发和调动个案的潜能，以消除或缓解个案的心理问题与障碍，促进个案人格成熟，因此缓解或消除症状是近期目标，而促进个案人格成熟则是远期目标。

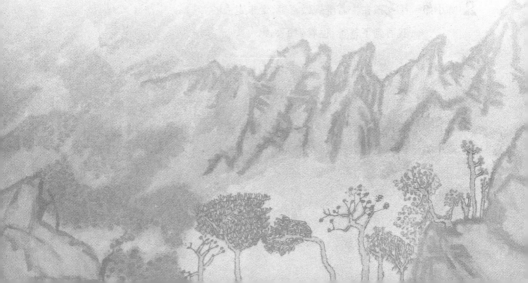

案例三：建立乐观积极的人生

 陈小姐，61 岁

　　两年前经过医院病理检查，确定是罹患癌症。清瘦的脸上很憔悴，她睡眠不好，睡睡醒醒很乱，常会伤心哭泣，已经有半年以上了。陈小姐的先生担心她食欲差，很忧虑，希望通过催眠，能对陈小姐的身心有帮助。

整个催眠过程用了大约45分钟。

催眠师：现在完完全全放轻松，看到什么？

陈小姐：前面有一条路，看到了一个小女孩。

催眠师：那个小女孩在做什么？

陈小姐：小女孩在忙着洗碗做家事，走来走去的。

　　　　　我看到了爸爸，也看到了妈妈。

> ·这时陈小姐的身体不停在发抖，她的声音变得很微弱很悲伤，几乎听不到。

催眠师：你为什么在发抖呢？

陈小姐：因为爸爸会打我，我很害怕。

催眠师：你可以过去拥抱他们吗？

陈小姐：我不要。

催眠师：现在温暖的太阳照在你的身上，你很勇敢，我们一起去拉着爸爸和妈妈的手,拉住了吗?

👤 **陈小姐:** 拉住了。

👤 **催眠师:** 现在我们再向前一步,拥抱住爸爸和妈妈。

> · 引导陈小姐,完成内在爱的力量圆满,这样的拥抱五分钟,观察到陈小姐的身体已经不再发抖了!接着暗示补充身体能量,想象你的身体笼罩着促进康复的白色光,想象那里正在恢复健康,并且做催眠的结束。

催眠后,陈小姐的气色好很多,她告诉我:小时候就要帮家里做很多的事,父母管教非常严格,尤其父亲的责打是令人害怕的,但是长大以后,和父亲一起做生意,学到很多,也很佩服父亲的做人处事,和父亲的感情很好。只是和先生在生活相处上常有争执,意见不合,担心是否能够共同生活。

接着我就用 O 卡做生命蓝图的潜能开发:

👤 **催眠师:** 你要让自己面对阳光,要懂得生活就是游戏。

要怀抱希望,就可以看清楚人生的方向。

你们是理想的伴侣,要更积极的相处和谐。

家庭是要谈感情的,而不是讲道理的。

凡事要退一步去想。

两人独处的时候,你要说些愉悦的话。

你要拥抱心中的彩虹,要为家庭付出。

在一起用餐的时候要温暖,可以有欢笑。

你们可以分享,不会觉得被伤害而又感到很伤心。

你是被过去的失败捆绑住。

你要毫不犹豫地拥抱伴侣。

你就可以获得想要的, 继续向前走。

要学习女性的温柔, 就不会因为哀伤, 而导致生病。

这种不舒服的感觉, 会因时间累积, 而造成伤害。

你要感到喜悦, 必须保持赤子之心。

只要愿意改变, 不好的心情就会停止。

否则你的焦虑在继续扩大, 你就会疲惫地失去能量。

你若再抗拒和伴侣和谐相处, 你就太过倔强。

你要看对方的优点, 让自己的情绪安定。

要有喜悦的心, 就不会有麻烦。

因为情绪混乱, 就会无力地躺在床上。

把好的事也破坏了, 以致在家庭中很痛苦。

他是你的好伴侣, 而不是陌生人。

你的内在告诉你, 爱情不是用钱就可以衡量的。

梦想中的伴侣是可以陪伴你, 和你一起共患难的。

并且要记住生活相处是一种分享, 而不是攻击, 虽然你是想要他更优秀。

用轻松和愉悦的心情鼓励伴侣, 感情会更好。

把过去的伤痛抛开, 你就是太阳。

你的人生还要把母亲的角色扮演好。

你就可以开始庆祝美好。

你是个聪明的女生。

你的伴侣是个有能量的人, 是可以夸赞的。

要敲醒你, 你的感情要像小鸟依人一样。

只要愿意付出, 就不会感觉辛苦了。

建 议

陈小姐要改善身心疲倦的状态，重要的是与伴侣相处和谐以及积极快乐的生活，要学习与家人和伴侣和谐沟通，把内心的爱，能够完整表达出来。可以和伴侣有个共同的目标，尤其是对孩子的培养和鼓励，你们可以一起讨论，想办法如何去帮助他们成长，这样的生活才是有智慧！

因为当说出"我爱你"之后，你最担心的是，你是否也能听到这句话，担心是否会失去刚刚发现的爱。然而假如你知道你是谁，知道你是宇宙创造的生命中最美好、最非凡、最优秀的，那么你将不会怕，因为有谁能够拒绝如此美妙的人呢！

爱的感受是你对内在的经验，在每一分，在每一刻，在每个场合。怕是爱的另一端，这是最主要的两极。你快乐，你就是在笑声里，同样的，你每天抱怨、挑剔、指责、怨恨，你就生活在地狱里。珍惜现在的时刻，你会知道，爱无所不在！

这是一个有趣的问题，努力的用你的生活来回答这个问题，即使你还不能完全放下过去，当你让过去的事件，比现在得到更多的注意力时，想想看，这样会让此时此刻更好吗？

最近遇到了陈小姐的女儿，她说：现在爸爸还会帮妈妈按摩，所以他们的感情会愈来愈好！

案例四：祛除思想的绊脚石

郑小姐，70岁，已婚

她曾是一个超级英雄，在工作上表现杰出，而现在退休了，本来可以计划和先生四处旅游，但是因为无法接受身体衰弱所带来的变化，近三个月来，心境不好，情绪很低落，开心不起来，并且经常失眠，常为家人烦恼，造成胡思乱想，血压高，身体也很疲倦，时常头痛，不想走出门。

郑小姐的先生很体贴，担心她烦恼过多，陪伴她来工作室催眠，希望能够让郑小姐放轻松，改善焦虑状态，能够快乐起来。

整个催眠过程用了大约45分钟。

🧑‍⚕️ 催眠师：现在完完全全的放轻松，看到什么？

👩 郑小姐：看到了很亮的白色光。

> · 感觉到郑小姐在很短的时间，就进入深层的催眠状态。

🧑‍⚕️ 催眠师：你在向前走吗？

👩 郑小姐：感觉有人在旁边，带着我向前走，走到一条大路口，就停住了。

🧑‍⚕️ 催眠师：你有看到什么吗？

👩 郑小姐：看到了父亲，父亲带着我往里面走，穿过庭院，走进屋内，看到了我的母亲。

🧑‍⚕️ 催眠师：你可以描述屋内的状况吗？

郑小姐： 屋里的摆设古色古香，红木桌椅，漂亮的瓷器花瓶，很富贵气派，也很温暖。他们好像表示马上要走了！

催眠师： 你就赶快去拥抱他们。

郑小姐： 和父母亲拥抱后，他们就急着送我出门了，他们也不能说话，温暖的感觉一直在我的身上。

催眠师： 现在想象你所有的压力、紧张、烦恼和担心，都从你的头顶往脚底流，你会愈来愈放松。

　　催眠后，郑小姐告诉我这阵子她特别想念过世的父母亲，觉得父母亲的拥抱，给了她温暖的力量。

 建议

　　看到郑小姐的脸上已经有了光彩笑容，鼓励她让心安静下来，放宽心情和家人生活相处愉快，不要再为家人烦恼纠结，她就可以轻松有动力了！

　　我们的心是爱的孩子，爱是光的孩子。

　　健康身体渴求是阴阳的平衡和谐。

　　就像健康父母之间的关系。

　　流动中和谐，和谐中流动。

　　健康的心态应该是温暖的。

　　有韧性的，可以接受爱。

　　也可以施与爱的状态。

　　安住在放松和愉快的氛围中，可以让我们当下就活在正念和觉醒之中，我们的心将变得愈来愈稳定，不再像过去那样思想散乱碎裂，学习如何享受和活在当下，才可以让我们保持活力和内心的安详。

当我们内心矛盾、痛苦、担心、恐惧、不平衡的时候，第一要注意自己的呼吸，然后注意自己的心在想什么。把自己客观化，也就是观察自己为什么会生气。

如果能够马上把心念转移到自己身体上的反应，你的心情便会立刻宁静下来。这种平衡与稳定身心的方法，是要经常练习的。

《菜根谭》里面有一句话：

> 福不可徼，养喜神以为招福之本而已。
> 祸不可避，去杀机以为远祸之方而已。
> 何谓惜福？何谓平凡？
> 惜福：就是珍惜当下所拥有的一切。
> 平凡：就是浑然天成的满足。

很多人常把惜福和平凡挂在嘴边，却总是让平凡的幸福悄悄溜走，所以才会有"悔不当初""庸人自扰""作茧自缚"这些成语。

虽然每一个人都是咬紧牙关，在为生活而奋斗，的确是很难过很艰辛，但是仍然有很多人比我们更辛苦和悲伤，所以我们要感谢老天还未把我们逼入绝境，还是有留一条路，给我们闯荡的空间。

生命不是一场赛跑，而是一次旅行。比赛在乎终点，而旅行在乎沿途风景，好心情才会有好风景。

创伤进入点

每个人都有自我疗愈的力量,可以从根本上解决问题,改善的有:

> 身心健康
>
> 身心安顿
>
> 由内而外

超我又称为内在的智慧、内在的声音、守护天使、前意识。

超越个人的自我,这是另一个意识层面。其显示的资源与智慧,常常不是浅意识层面所可以获得的。

当意识因催眠而安定,这时可以请被催眠者更深入内在去倾听前意识给他的讯息,内在总是会有回应,它也许通过语言、图像、某种直觉,这种引导性的想象及心像,将成为了解自己的方法与治疗身心的技术。

如何帮助被催眠者?

找出根源的核心问题。

觉察是问题改变的第一步。

修正自己的行为和习惯。

改变思维就会成长。

人际关系和谐就可以走出困境生存。

潜能开发能够超越自我,达到身心平衡的状态。

催 眠 介 绍

催眠（hypnosis）起源于18世纪的欧洲，医生采用催眠做外科手术的替代，手术麻醉及牙科、妇产科的无痛治疗。

最早远古人类运用催眠做为心理暗示以及内心的自我治疗。

那个年代是没有类似的药物可以拿来治疗的。

1951年美国国家催眠师协会成立。

1980年台湾国立催眠心理治疗学院及高级治疗师注册中心成立。

2004年中国大陆将国际催眠师培训体系引进。

理论来说：催眠是心理暗示行为，催眠师通过语言，声音，动作，眼神的心

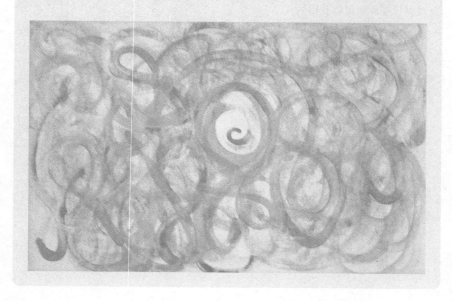

理暗示,给个案的心理输入信息,改变其思维模式和行为模式。个案可以闭上眼睛,也可以不闭上眼睛,在催眠的互动过程中,接受催眠师的引导。

简单地说:催眠步骤是运用心理暗示进行沟通的技巧。

在催眠定名后的一百七十多年历史中,催眠最初多应用于心理治疗,在近代的数十年间,催眠开始涉及更多领域,比如:医学麻醉、婚恋、教育、运动、压力的控制,自我形象的改进和演艺等领域。

没有谁的人生不会遇到负面体验,有的人选择逃避,有的人选择抗拒,有的人则被卡住了,被卡的时间愈长,你的麻烦就愈大,只会让问题愈来愈严重。

通过催眠技术,深入我们的潜意识深处,整理过去,消除压抑在我们潜意识里的负面情绪,让痛苦的经历,转化为人生重要的资源。

同时植入积极正面的信念,和让我们生活愈来愈好的自我暗示。

在催眠的过程里,你可以在过去、现在、未来,这三个时空中,遇到自己所需要的资源和能量,重新开始找到生命的蓝图做引导,达到人生的理想目标。

不成功的案例

在催眠工作的第一年，也有部分不成功的案例，就是无法将个案进入催眠状态，而生命蓝图排列的工具，可以协助解决疑难问题。它一方面可以立即性的协助个案解决问题，另一方面也可以帮助我有信心的，在这个工作中继续的成长发展。

经过仔细观察研究，我发现这些不成功的案例，都是个案在最疲惫，能量被卡住，纠结无法流动的情况里发生的，而有些则是意识和潜意识的脑波不断地运转，一下进入了催眠状态，而一下又跑出意识思考，有时候真的是累坏了催眠师。虽然每个人的催眠敏感度都不同，但我认为这是自己工作上的责任，必须要努力学习去突破，目的是充实自己，让自己能够协助别人解决问题！而且我确信每一个问题的背后，都有一个需求，那就是爱、关怀、支持！

并不是所有的人都是可以被催眠的，而且催眠的程度也会有所不同，这取决于两方面的条件：

一是催眠师的素质和技能要高。

二是了解个案的身心情况，以及被催眠的敏感度，个案如果受暗示性较强，对催眠师持信任态度，催眠即可进行。

提供三个不成功的案例，因为第一次的催眠无法进入，这是第二次成功的催眠状况。

案例五：**品尝当下所存在的喜乐**

 曹小姐，58 岁，已婚

她是高速公路的建筑工程师，平日工作压力很大，要应对各种突发而棘手的问题，并且最近和家人的相处也发生摩擦，令她觉得很头痛，全身的疲劳感已经有半年以上了。曹小姐是在传统循规蹈矩的环境中长大，学问深，做事认真，却依然保持着一种天真的气质，看到她干净利落的发型，我由衷欣赏地赞美她。这时她的眼睛流露出清新的光彩，她告诉我她对目前的家庭关系感到力不从心，希望能够改善。

第二次催眠，整个过程用了大约一个小时。

🧑 **催眠师：** 现在完完全全放轻松，看到什么？

🧑 **曹小姐：** 在黑暗的树林里。

🧑 **催眠师：** 可以向前走吗？

🧑 **曹小姐：** 走不出去，还是一片黑暗。

🧑 **催眠师：** 这时有白色光照在你的身上，你可以继续向前走。

🧑 **曹小姐：** 已经可以向前走，有匹白马跑过来，我已经骑在马背上了。

> · 这时就看到曹小姐，半躺在椅子上，身体做着非常有规律的骑马动作，是很放松也很舒适的状态，双手和双脚都在同时运动，这样持续有半个多小时，才慢慢缓和下来。

催眠师：你现在的感觉是什么？

曹小姐：骑马的时候，一直向前奔跑，很愉快！

接着催眠师为她做能量补充*：你感到非常的放松，每天在各个方面你都会感到愈来愈好，正面思维会带来你所希望的温暖和好处，你将会感到宁静和快乐。一会儿我将要唤醒你，当你醒来时，你会浑身充满能量和热情，我从1数到5时，睁开你的眼睛。

1—2—3—4—5，非常的舒服，慢慢地睁开你的眼睛。

催眠后，曹小姐告诉我：之前就有身体紧绷和肌肉酸痛的情况，催眠后已经舒服了很多！

建议

了解曹小姐在工作上的优秀表现，以及生活上的压力，免疫力受到一定的影响，应当进行放松训练和适当的户外运动，并且安排旅游，缓解其心理压力。对于家庭的沟通进行适当的调整，以及进行自我心理的提高，就可以改善生活的困扰。

---

* 能量补充即用正面积极的语言，释放长久以来的情绪，使身心柔软安详。

故 事 分 享

有个男子尝尽失败，满腹挫折，这使他对这个世界充满愤恨。

他向一位智者诉说自己的遭遇：我走不下去了！

智者指着前方的四道门说：每道门上都有一句话，只要你愿意试着去做，就可以继续往前。

第一道门"接纳自己"，自己之所以活在自责与苦恼之中，是因为不愿接受自己有缺点，总是将眼光放在做不到的事上，却忽略自己的长处。

第二道门"接纳别人"，将常常给予赞美变成习惯，种瓜得瓜，种豆得豆，给出什么，就得到什么！

第三道门"接纳世界"，这世界虽不完美，但仍有温暖可爱的一面，自己却从未真正付出，或尝试去做服务。

第四道门"从我而来"，此生的努力，一切来自我持续的累积。生活是自己可以创造的，你要什么？必须种下什么，必须先要给出去！

接受所有好的和不好的人、事、物，也就是放下执着！把握现在！活在当下！

我执是妄想和烦恼之根，痛苦之因，要如何放下我呢！这是可以训练学习的，经常保持柔软、正面、慈爱、恭敬，就能逐渐放下在心理上和情绪上对于我的执着，也会培养出更强大的内心力量。

如果遇到的问题能够解决，就可以用安详的心，轻松的态度，喜悦的心情全力以赴。

若是问题解决不了，就不要浪费时间空想和丧失精力，要试着去做到放下情绪和僵硬的心态，不执着，不钻牛角尖，不担忧，以免受情境影响，而造成身心受伤。

如果问题解决得了，何必担忧！

如果问题解决不了，何用担忧！

相信上天自会做最好的安排！

再生的力量是一种爱，意味着不断循环的新开始。人际关系每天都需要重新建立，注意去更新一段关系，在你与某人共享的生活中，启动另一个生命的循环。

案例六：**自我肯定的人生**

 庄小姐，55 岁，已婚

　　记得我们见面的那一天，她穿了一件白绒毛的大衣，脸颊是粉红色的，一双极大极黑的眼睛，感觉她非常自信有活力。当时她完全信任和配合我催眠的引导，但是经过了许多方法的努力，还是不能完全进入催眠状态。

　　那时的我，感觉很不好意思，但也激起我提升能力的动力！

　　所以我和庄小姐有了下次再见面的约定，一晃也半年了，很高兴又有这样的机会，带着彼此的信任，去了解催眠能够带给她的自我成长和启发！

第二次催眠，整个过程用了大约一个半小时。

🧑 催眠师：现在完完全全的放轻松，看到什么？

🧑 **庄小姐**：周围的环境都是黑暗的。

🧑 催眠师：你可以向前走。

🧑 **庄小姐**：向前走了很久，整个人是飘浮起来的。

🧑 催眠师：你看到什么？

🧑 **庄小姐**：旁边有紫色光，也有绿色光，我滑进了像黑洞的隧道里，看见了狮子在我的前面。

🧑 催眠师：你看到了狮子会怕吗？

🧑 **庄小姐**：不会，它没有恶意，它看起来很有气势。

🧑 催眠师：还有什么呢？

庄小姐： 我又看到佛。

> · 接着，引导庄小姐再继续时，发现她已沉沉入睡，于是等待了大约30分钟，她才慢慢地醒过来。

催眠后，庄小姐告诉我：她有点感到困扰，在家庭里，她很关心家人，也在财务上帮助家人解决很多的问题，但是他们的反应却很疏离，并且还对她说：并不感谢她的帮助！

建议

了解庄小姐在做人处事的生活表现上很利落朴实，也非常优秀，有着积极的人生目标，正朝着超我的方向迈进。

我告诉庄小姐催眠当中所看到的狮子很有气势，那是她的天赋表现。庄小姐非常认可，她觉得可以很自然地与许多大老板谈投资合作，一点也不会感到不自在，或要刻意打扮，可以帮助对方增加财源，还可以解决问题，是很受欢迎信赖的伙伴！

目前唯一要成长突破的应该是，如何和家人从一般沟通，提升到高级形式的共情。

重要观点：

第一步是理解。

第二步是解释。

从理解到解释,是从初步的共情,提升到高级形式的共情,对正在发生的事情,对情感的表达,用温暖、仁慈、关怀的话语,而不批判。

有价值的沟通方式:

一、由内地接纳,耐心地表达出来。

二、倾听对方的需求和渴望。

三、和谐的气氛。

去实践慈悲心的疗愈力量。

对别人不带评价地敞开你的心。

传达出你因生命中有了他们而喜悦的讯息。

友善、慈悲、欣喜能培养平静的心。

故 事 分 享

唐僧是个细心的人,

他整理孙悟空的衣服时,

发现内裤有个破洞,

然后就耐心的缝了起来,

第二天发现又有个洞,

于是又补了起来,

第三天依旧还是有个洞，

正当他拿起针线时，

猴哥过来，一脚踹飞了唐僧，

你告诉我：

尾巴搁哪儿？搁哪儿？搁哪儿？

哈哈！

这个故事告诉我们，

你的默默付出，其实并不是所有人都能接受，

所以沟通真的很重要！

案例七：**游戏的心情**

 吴小姐，80 岁

　　她衣着得体素雅，虽然身体显得偏瘦，但还是可以行动自如，脸上化个淡妆，嘴唇抹上浅色口红，还会在眼角化上褐色的眼线，整个人看起来比实际年龄年轻许多，说起话来，就特别有精神。她从75岁时就有血糖偏高，筋骨酸痛，严重失眠的状况，每个月都固定去医院门诊拿药。三个月前，因为感冒，吃了医院的药而导致过敏，差点呼吸休克。她的儿子发现母亲的情绪不稳，失眠的情况更严重，持续有两个月了。所以陪伴母亲来工作室，希望催眠能够放松，改善睡眠品质，好好休息。

　　曾经在一个礼拜前来工作室催眠，但无法进入催眠状况，所以改约在这天继续催眠。

第二次催眠，整个过程用了大约一个小时。

🧑 催眠师：现在完完全全放轻松，看到什么？

🧑 **吴小姐**：**走在路上。**

🧑 催眠师：是白天还是晚上？

🧑 **吴小姐**：**白天，前面有亮光。**

🧑 催眠师：向着亮光继续走。

> ·　观察吴小姐进入了深层的催眠状态，走了大约15分钟。

催眠师： 向前走，有看到什么吗？

吴小姐： 看到树林，走进很漂亮的花园，远远看到许多美丽的花朵，有甘露水洒在我的身上。

催眠师： 这种身心放松和舒服的感觉，会一直留在你的心中，你的身体将因此可以健康和平衡。这种快乐的感觉，可以帮助你睡眠的状况更好，我会从1数到5来结束催眠。

接着我就用O卡做生命蓝图的潜能开发：

催眠师： 家庭是家人相处的好地方，让彼此能够互相拥抱。

觉得哀伤，想象小鸟一样的自由。

觉得别人亏欠你，这是表现出来，让他们看得到的。

能够做好母亲的角色，这是会有宇宙能量的。

要往好的地方想，并且要和他们合作。

要如同旅游般轻松的心情，你的心就像彩虹一样。

要学习改变，情绪才会安定下来。

让心想事成的能量，可以发挥出来。

家人是会陪伴你的，不要犹豫。

要在生活中付出，而不是压抑。

若是一直在厌烦的情绪里，你的脸色就会很难看。

要和过去的不开心挥别，你就能继续向前走。

能够坦诚面对自己，就会愈来愈好。

你是他们的母亲，不是陌生人。

要学习成长,要陪伴家人。

否则会让你开始有消极的情绪。

想要获得什么,都会发生阻碍。

并且还会遇到许多的小麻烦。

只要保持喜悦的心,把倔强的脾气改善,

就可以成长而不会烦恼。

母亲拥抱孩子,感情交流是很轻松,可以带来欢笑的。

在夜晚的时候,要放宽心胸,往好的地方想。

你是担心孩子而有压力。

你是个有好习惯,并且漂亮的女人,

又愿意学习,是值得夸赞的。

你可以依赖孩子,保持开心的状态。

你可以用幽默的方式相处,对家人要用心去爱护。

要执着地牵手,就可以感受到温暖。

 建 议

　　经过一步一步地沟通交流,看到吴小姐的脸上已经流露出慈祥的笑容,她告诉我:人到老了,孩子都在外面工作,就越害怕孤独,就越没有安全感,都天天要惦记着孩子啊!所以念经,会让心里非常安静,就可以有体力和同龄的朋友们聚会,让自己有事情做,才不会在家一个人胡思乱想。

　　当我们关怀某人时,常常会感到忧虑,要把它转化成是正面的。

　　一是如此思维:"我正在忧虑,因为我爱这个人,关怀才是最好的态度",

那么负面的影响力，将被转化成建设性的能量。

二是祝福，可以改善因此造成的头痛失眠。对于未来烦恼及不确定的情绪反应，只要改变认知，就可以成长，蜕变成美丽的蝴蝶。

如果我们都能发起善念、爱意、宽宏大量的心，以同理他人的角度思考，用和善的字眼说话，就可以开放我们闭塞、僵硬的心。它能够安抚我们狂野的脾气，转化我们负面的情绪；它可以带着我们离开黑暗走向光明，并且安详喜悦。

当感觉有情绪要发作时，做几个缓慢的深呼吸，借以解除忧虑或负面情绪，深呼吸就可以让你的身体完全放松，能够疏导有压力时的紧张状态。

最好是可以在大自然中，配合身体运动做自由的呼吸，因而扩大身体和心理的健康。

经过五年的时间，吴小姐依然精神焕发，行动自如，美丽如昔，静坐和念经也变成她日常生活的一部分。她也会主动和二十几岁的"小朋友"约会聚餐，现在已经很少听到抱怨了，温暖美丽的笑容写在她的脸上。

为什么会这么了解她呢！因为她是我最爱的母亲啊！

核心根本爱的能量

催眠可以唤醒被催眠者，联系自己爱的核心根本能量，引发身内的自愈能量和智慧显现，从自然的智慧中获取信息和建议，从而解决问题。

它可以是任何正面的形象、性质、要素或力量的显现，如：

太阳、光、水晶、树木、花朵、声音、人物、精神象征、太空、动物、水、海洋、火、颜色等，都具有启发性，带来安详和喜悦的感觉，以及帮助提升自我认识，促进自我成长。

精神象征我们每个人都具有，它不会改变我们的生命，而是可以柔软我们的心，让心恭敬而开放。

当我们让自己处在光明之内，当我们让光明照耀自己的思想与行为，我们就会将自己的存在转变为光。光代表的是光明、宇宙、人的内在之光。让想法与行为保持在光之内，不仅会减轻自己的负担，更会照亮我们的方向。

你能影响的生命范围有多大？你永远不会知道你的核心能量与抉择有多么强大的影响力，它可以直接打开紧绷的心。一旦放松了，就能用力自由呼吸，回归内在的本能，全面提升你的生命。

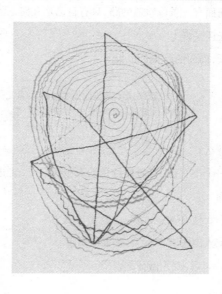

案例八：对于自己的探索

 蔡小姐，35 岁

　　家庭主妇，有两个小孩，她有着倦容。她告诉我：最近三个月常感到心悸、出汗、心神不宁，情绪十分低落，全身不适，因为感情问题，也对离婚的事情有过考虑，但目前无法作出决定。由于心绪很乱，想通过催眠改善。

整个催眠过程用了大约一个半小时。

👤 **催眠师：** 现在完完全全放轻松，看到什么？

👤 **蔡小姐：** 看见前面有一条像轨道的路，只有自己走在路上。

👤 **催眠师：** 是白天还是晚上？

👤 **蔡小姐：** 是白天，前面的路很长很长。

> ·　观察蔡小姐已经很放松地睡着了，我陪伴着她，等待了大约30分钟，我轻轻将她叫醒，继续做催眠引导。

👤 **催眠师：** 看到什么？

👤 **蔡小姐：** 看见一个小女孩，穿着橘红色的衣服和鞋子，走进一个有尖屋顶的房子里面。

👤 **催眠师：** 这个小女孩10岁的时候，她在做什么？

👤 **蔡小姐：** 她和家人围着圆桌聊天，感觉很温暖。

👤 **催眠师：** 20岁的时候，她在做什么？

蔡小姐：前面有黑洞，可以靠着墙壁走出去，出去路上有轨道，走在上面很轻松。

催眠师：30岁的时候，她在做什么？

蔡小姐：看到先生，他靠近我，拉住我的手，告诉我：要相信他！

催眠师：40岁的时候，她在做什么？

蔡小姐：她坐在家里等先生回家，先生回来了，帮先生倒杯水，拉着先生的手，先生亲吻她的额头。

催眠师：还有什么吗？

蔡小姐：父亲出现了，说在婚姻中要宽容！

接着我就用O卡做生命蓝图的潜能开发：

催眠师：如果觉得有必要，你需要聪明地挽回婚姻，而且要尽力去做。

你因为感到头痛，而陷入混乱。

你需要为你常板着脸生气而道歉。

因为压抑了许多不满意，所以家里的气氛很紧张。

过去因为发生了不开心的事，所以自己不舒服而生病。

这样的压力，让自己缩在墙角而且心情低落。

这样的状况是很危险的，你要像小鸟一样的自在飞翔。

你太过倔强，让自己的感情变质。

只要愿意付出，而不是背离。

你就开始拥有心想事成的宇宙能量。

你要学会温柔依赖，播下好的种子。

你要怀抱梦想，就可以看清楚前面的方向。

你若是觉得丢脸，就会遇到阻碍。

你需要在夜晚的星光下，祈祷和祝福。

你在家庭聚餐的时候，表现出不喜欢。

而且在婚姻的跑道上犹豫。

这样的生活是痛苦的，必须要整理。

你们的爱情是可以继续培养的。

要学会去拥抱对方，否则是很愚蠢的。

不要觉得是别人亏欠你，你需要的是彼此陪伴。

 建 议

在咨询的过程中，了解到蔡小姐是个好母亲、好妻子、好女儿，原生家庭是很圆满和乐的！

蔡小姐的母亲非常优秀，是工作部门的主管，工作很尽职，什么事情都要掌握到底。所以自己长大成人，发现也有像母亲一样强势的个性，喜欢掌控管理。比如：先生在花园里说：这朵花死了！等隔了一个礼拜，她还会照相给先生看说：这朵花没死！只为证明先生说的话是错误的。

可以感受蔡小姐的整个情绪是对生活感到头痛、沉重、生气，甚至是无立足之地的，只是为了要陪伴孩子，也尽力想挽回婚姻，而父亲如同守护神般，给了她最好的勉励。现在给她成长突破的方法，主要目标是要养成喜悦的好习惯和内心的宁静，为家庭和孩子营造温暖的生活环境。

　　人类的智慧产生在什么土壤里面呢？在宁静的土壤里面，如果你的内心处于浮躁、挂碍这样的状态里，你的智慧就无从生起。我们需要拿出一点时间，让自己的心沉淀下来，当你的心沉淀下来，你看什么都很清楚。

　　如果你能轻松地来到此时此刻，而不是带着关于它的过去和先入之见，你就能够创造出你现在的身份，而非重新一再表现你从前的身份。

　　如果你怀着爱去行动，那么你的行动是自然的。

　　如果你怀着怕、怨恨、恼怒去反应，那么你的行动，也许是正常的，但却绝对不是自然的，并且会带来沉重的压力。

　　美国著名作家詹姆士·罗威尔曾经说过："人生不幸之事犹如一把刀，它可以为我们所用，也可以使我们受到割伤，这要看究竟我们是抓着刀刃呢？还是握住了刀柄。"

案例九：**适度的自我开放**

孙小姐，43 岁，已婚

　　两个小孩,有工作,她的神色很疲惫,虽然脸上带有笑容,但眼睛四周是红肿的,并且会不由自主掉眼泪。近半年来,她觉得很累,不仅是身体累,心里也很累,明知这样的状况有点不对劲,就是不能有所改善。她的状态已经明显影响到工作和生活。孙小姐的妹妹很担心姐姐的身心状况,就陪着姐姐来工作室,希望通过催眠,能够找到真正的原因,改善身心的状况。

整个催眠过程用了大约一个小时。

👤 **催眠师**：现在完完全全放轻松,看到什么?

👤 **孙小姐**：在黑暗的洞里,什么也看不到。

👤 **催眠师**：可以向前走吗?

👤 **孙小姐**：也走不出去,感觉很冷很冷。

> · 观察到孙小姐的确是处在很冷的状态,这时她眼泪还一直不停地流,身体也在发抖,这样的状况大约停留了10分钟。

👤 **催眠师**：现在有一道白色光很温暖,照在你的身上,想象白色光扩大,让你更勇敢。

👤 **孙小姐**：我看到了一团很大的紫色光,照在我的身上。

👤 **催眠师**：你有什么感觉?

🧑 **孙小姐**：很温暖的感觉。

就这样，持续了大约30分钟，孙小姐就感觉到那种冷的空气已经消失了。

催眠师接着暗示孙小姐，温暖紫色光完全包围着你，感觉很美好，让你有能力拨开乌云，让我们看到光亮，可以勇敢地面对我们所有的过去和忧伤，能够鼓舞我们走向光明的道路。

之后就用O卡做生命蓝图的潜能开发：

🧑 **催眠师**：你需要前进学习，这是一个突破成长的过程。

　　　　　　在家庭中的相处要温暖和分享，而不是像在办公室工作。

　　　　　　要用赤子之心来生活。

　　　　　　因为你的伴侣伤害了你，所以你把他当作是陌生人。

　　　　　　你要用游戏的方式和过去挥手告别。

　　　　　　你因为哀伤，所以就像进入阴暗的地方。

　　　　　　你觉得遇到了暴风雨，对方必须道歉。

　　　　　　你因为执着，而把自己的心锁住。

　　　　　　这样的情绪，已经压抑到你的内在。

　　　　　　你在用很混乱的心情和伴侣相处。

　　　　　　你要把倔强的脾气改善。

　　　　　　你只要学会夸赞，就可以获得许多的好事。

　　　　　　要习惯拉住伴侣的手。

　　　　　　两人单独相处的时候，要像温柔的女人。

　　　　　　有这样好的循环，就不会生病了，

你的感情就会改善转变，你也就拥有心想事成的能量。

现在你的问题已经开始。

要敲醒你，要保持爱心。

把过去的腐朽放下，你就会有宇宙能量。

你和伴侣就可以彼此陪伴，那就是感情。

你要有赤子之心的心情，这是你要学习的。

你要顺应生活，你就发现会有值得庆祝的事。

你要面对太阳的正能量。

要积极地生活，而不是在躲藏。

觉得家庭是你伤心难过的地方。

你要用喜悦的心和伴侣合作，

就可以把孤独的感觉打破。

你是非常优秀的人，要避免弄巧成拙。

你在生活中所做的，和你内心是对立的。

你的外表，已经在告诉你，你遇到麻烦的问题了。

 建 议

　　在咨询的过程中，孙小姐告诉我：她的先生是个认真工作，和孩子相处融洽的好父亲，下班后都会陪伴孩子们游戏，或是一起看电视和看电影，而她却觉得应该要多利用时间充实自己，也因此和先生以及孩子们格格不入，并且相处得不愉快。而在和我的交流里，我发现她已经不再流眼泪了。

　　婚姻关系一直是人们面临的重大问题，而且作为承上启下的重要骨干，夫妻要怎么适应环境的竞争,承担照顾自己家庭的责任,这直接影响到身心的健康,以及家庭的幸福和孩子的教养,老年的生活规划,甚至扩大到社会的问题。

鼓励孙小姐,婚姻是要静心去培养的,夫妻生活是要去经营的,记得要避免埋怨家人,觉得自己是个受害者,这样的想法很愚蠢。要把过去不舒服的事情放下,重新改变换个方式相处,要带动家庭生活的欢乐气氛,能够持续增加伴侣的感情,每日赞美一句!

两个月后,孙小姐的朋友在电话中告诉我:孙小姐已经可以情绪平静地生活了,并且在工作中也有优秀的表现。孙小姐告诉朋友:在催眠中,有一团紫色光,让她感到很温暖,那种感觉永远不会忘记!

启动美好的亲密关系

要和伴侣启动美好的亲密关系,有五个方面:

休闲的亲密

社交的亲密

知识的亲密

家人的亲密

内心的亲密

要用亲密的关系陪伴,需要坚定地拉住手,只想改变对方,是无法得到快乐的，要把注意力放在欣赏对方的优点上，夫妻才能同心，才不会让伴侣觉得孤独，像陌生人一般疏离，可以每日拥抱一次！

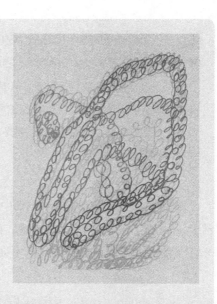

那你会问：为什么婚前婚后不一样呢？

因为恋爱时，看到的都是对方的优点，而彼此都在想，"我能为你做些什么"

那男人为何容易外遇？

一、会感到孤独！

当男人有压力，他需要协助，当他陷入混乱的焦虑情绪时，要培养能够有益身心的兴趣和运动。双方要用赤子之心陪伴对方，这样共度患难的等候，会有爱的能量。

二、不满足的心态！

在家庭中无法沟通，没有得到心的交流和温暖，因为僵硬也就背离。

三、潜意识对生活不满！

夫妻彼此都要时常想对方的好处和优点，只站在自己的立场，去指责对方，或想到不舒服的事件，对家庭没有帮助。只有爱心才能改善压力，要理解什么才是真正的快乐！否则要付出代价！身体、家庭、事业！

有时抗拒愈大，欲望也就愈大，所以要建立正确的价值观，培养好的生活习惯，建立明确的人生目标，珍惜身边的家人，就可以走向积极的光明之路。

女人的韧性和张力都是改变世界的基础。除了自我提升女人可能还有两次机会改变世界：

一、是影响你身边的那个男人。

二、是教育你的孩子。

爱情是需要创意和设计的，婚姻是需要用心去经营的。千万要记住：要学习在生活中保持善念。

随时调整自己的姿态。

在生活中面带微笑。

案例十：**爱不只是一种情感**

李小姐

　　今晨窗外透进了些微弱的阳光，为这冬季注入些温暖的氛围，正驻足窗边欣赏着先生去年在门口小径上种植的月季花，几朵粉红色的小花，显得特别的美丽！此时门铃响起，来了一对年约五十的中年夫妻。李小姐待人有礼，有着温和的性格，年轻时在职场做事，婚后因为生了两个孩子，于是离开职场，专心在家照顾小孩，夫妻俩情感极为融洽恩爱。张先生在之前的电话联系时，向我叙述有时候会感觉到太太有些哀伤，希望能找出太太在生活中忧愁的隐情，张先生也提到，在妻子10岁的时候，妻子的父亲因意外遽然离世。这些年他用心观察到岳父离世这件事情，似乎对太太有着极大的影响，于是陪伴妻子一同前来，希望双方通过催眠改善状况，在未来的生活能够充满活力。

整个催眠过程用了大约一个半小时。

🧑 **催眠师：** 现在完完全全放轻松，看到什么？

🧑 **李小姐：** 前面有一个灰色的大门。

🧑 **催眠师：** 把门打开，看到什么？

🧑 **李小姐：** 看到我的父亲。

> · 这时听到李小姐难过的声音，她已经开始止不住眼泪地哭泣。

🧑 **催眠师：** 看到父亲，怎么了？

李小姐： 父亲不说话，父亲知道我想念他，父亲停留一段时间就要离开。

催眠师： 走过去和父亲拥抱。

> · 李小姐就在催眠的引导下，将多年来对父亲的思念和爱意，通过父女的拥抱倾诉出来，完整地和父亲做了最美的情感交流。经过五分钟，李小姐的情绪渐渐缓和下来。

催眠师： 随着你的呼吸，慢慢让心安静下来。当李小姐呼吸更深层后，我问她：你看到什么？

李小姐： 有一个小女孩，穿着红色的衣服，红色的鞋子，走到一个大房子的门外，不想进去。

催眠师： 那个小女孩想做些什么？

李小姐： 小女孩喜欢赤脚，喜欢飞。

催眠师： 小女孩已经飞了吗？

李小姐： 已经飞在天上了！

> · 观察到李小姐很放松地在催眠的深层状态，这样的状况大约有30分钟。

催眠师： 你还在飞吗？

李小姐： 有声音告诉我：你要自己找快乐，我会牵着你的手，在旁边陪你。

催眠师： 你已经感到放松，在自己的世界里，你是最重要的，你感到自己有能力和有动力，你可以走出门去展开社会交往，很积极很快乐。生活中的一切问题，都可以面对解决，正面的思维会带给你快乐的心情。

建　议

　　李小姐很幸福地被眷顾着，有着一位慈悲及善意的先生。伴侣之间的爱，因为愿意陪伴，所以一起携手面对。放下过往，使生命历程在每一刻都准备好，都能被即时超越，这是很令人感动的！而李小姐与守护神（心中的父亲）的联结，也让她觉得并不孤单，感到父亲一直在身旁陪伴和守护着她，给予她力量，让她能够勇敢地走出来，找到令自己快乐的力量。要如何让自己快乐呢？

　　每一个人都是重要的，都是珍贵的，但是每一个人的经历和能力各不相同，大家都很努力地在这一条学习之路上，不断地迈步向前，要确信"天生我才必有用"，自己本就是具有天赋的。

　　也许有人会说："我的目标在哪里？我不清楚！"这一点也不用担心，要把烦恼忧愁放下，否则头痛和失眠，各种影响身体的状况就会发生。因此要怀抱信心和快乐的心和别人愉快相处，你的目标就会逐渐显现在你的眼前。

　　听从你的直觉，你将会发现事情背后的深刻意义。

　　当你感到彷徨无依的时候，请静心地祈祷，向任何你觉得可以使你安静下来的对象祈祷，所有的祈求都会回应到你的自身。你的内在完全知道，你需要什么样的指引，这会让你的身心安顿，得到充分的休息。

　　但是不要因为简单而轻忽，单纯中寓有深意，单只知道或是看过，不代表你就真正体悟了。

　　没有考验过的，没有锻炼过的，是见山是山，见水是水的第一层，经过了实际的锻炼考验,并且由此成长了,才是真正的见山又是山,见水又是水,这时候你才能说,你真正了解了。

在心智的锻炼上,重要的是实践、实践、再实践,清明和智慧必须达到恒常保持的程度,你也就达到了成就自己的理想目标!

案例十一： **更有价值的人**

 张先生，56 岁

他长相斯文，态度非常的亲切，是长期志愿者工作的领导，陪伴他来做催眠的是妻子李小姐。从他放弃高薪，投入志愿者工作，已经有很多年了，即使疲劳艰苦都未曾放弃，平日工作压力很大，任务忙碌繁重，这样的辛苦生活持续了三年，倦怠感愈发强烈，此外他也计划要为退休后，寻觅下一个发挥才能的地方。

整个催眠过程用了大约一个小时。

催眠师： 现在完完全全放轻松，看到什么？

张先生： 有一位古代的年轻人约二十多岁，经过一片茂密的树林。

催眠师： 树林之外还有什么？

张先生： 他已经骑着马，在到处逛。

> ·观察张先生已经很放松，舒服的在催眠的状态中，大约15分钟。

张先生： 看到前面有一间做生意的客栈，现在进入客栈了。

催眠师： 进入客栈，有什么？

张先生： 吃小菜和喝酒，可以自得其乐。又开始骑着马，出去买卖做生意。

催眠师： 做什么生意？

张先生： 是开药铺，有声音告诉我：你的天赋是能观察人、事和善于做分析以及广结人脉。交朋友要注意选择，60岁要开始修行。

催眠结束后，张先生告诉我：在催眠时，他的身体有发热温暖的感觉。

 建 议

张先生也可能受到一种"责任伦理"的折磨，这种伦理让人早也忙晚也忙。我们必须牢记，人生的目标不是忙碌。通常在我们放掉忙碌时，愿景就回来了，灵感也出现了，此时才有可能达成一种新层次的成功。

一个不会照顾自己的人，通常也不太会照顾别人。一个不会爱自己的人，通常也不具备爱别人的能力。而锻炼与休息，是对自己最起码的爱，但是多数人却不能做到。

工作不只是为了糊口，休闲不只是纯属休息，都有更深一层的心理意义。从心理学的角度观之，工作与休闲之间存在着三种关系：

一、休闲是工作的延伸，是内在兴趣的延伸，人际关系的延伸，社会关系的延伸。休闲不是逃避工作，而是一种期待与需要。

二、休闲是工作的调剂，在休闲活动上，寻求与工作对立的松弛，是一种互补，如参加合唱团、爬山、跳舞、打拳、旅游等，最能维持人类心理的平衡与满足。

三、休闲是工作的逃避，这类的休闲也是受到工作的影响，由于工作的压力和紧张，借着休闲活动喘喘气。在这种关系里带有驱迫和强迫的性质，有时可能会造成自毁或自甘堕落的结果。如酗酒、过度饮食、打电动、滥用药物、超速开车、豪赌等，这种休闲活动是对工作的一种过度补偿。适度的兴奋或松弛等休闲，能提供合理而必要的管道，暂时逃避压力或宣泄紧张。但是这一类忘情于工作的休闲，必须妥为计划与控制，以免造成不可收拾的后果。

　　大脑就如同肌肉，锻炼越多，收获也就越多。当我们的大脑用充满活跃的思考去运作的时候，我们就不会去想不开心的事情，我们会变得更开心和满足。所以如果你的生活非常忙碌，学习静心是可以帮助智慧成长的。

　　静心放松的三步骤：

　　一、送一个正向的讯息给你的亲友。
　　二、运动15分钟。
　　三、冥想15分钟。

　　当我们忽然想起，某个人对你的爱护，内心便会涌现出一股感动，感恩本身就是一种幸福。

　　许多人认为退休了，就退出了历史舞台，从此被冷落，其实不妨把退休看成另一段精彩人生的开始。

　　在将退未退之际，布局安排自己的退休生活，可以重新拾起以前的兴趣爱好。也可以规划旅游路线，游遍大好河山，具体可以根据各人的健康状况，以及经济条件加以安排。

　　有了放松的心情，心思也较能冷静，积极主动地应对变化，拓宽思路转移生活重心，这都是很好的自我价值的实现。

　　在张先生夫妇要离开工作室之前，我看到他们夫妻已经放松心情，开心地商量要去哪个国家旅游才好玩！

案例十二：**亲密的人际关系**

王先生，60 岁，已婚

他的工作单位正在进行业务转型，半年前他在工作上遇到一些不愉快的事，从那以后，他开始感到工作有压力，做什么事情都不顺心，感觉心里总有一块石头压着，情绪变得愈来愈糟糕，人际关系显得特别紧张。随着心情的恶化，他对任何活动都毫无兴趣，睡眠也出现了问题，入睡困难，容易早醒。王先生的妻子觉得这样的生活很烦恼，就陪伴王先生前来催眠，希望能够纾解放松王先生的压力，改善睡眠的问题。

整个催眠过程用了大约一个半小时。

👤 催眠师：现在完完全全放轻松，看到什么？

👤 王先生：走进很大的花园。

> ·观察王先生已经很放松地沉睡，陪伴等待了 20 分钟，就轻轻将他叫醒，继续做催眠引导。

👤 催眠师：现在随着深呼吸，已经愈来愈放松，走进花园，你看到什么？

👤 王先生：有一匹白马。

👤 催眠师：是在白天还是晚上？

👤 王先生：是在白天，已经骑着白马在天空飞翔。

· 等待了王先生大约10分钟。

催眠师： 你在天空看到什么？

王先生： 在天空中有看到云，到了南天门，有位将军在门口，走进去看到华丽的宫殿，就在宫殿外面绕。

催眠师： 你已经绕出来了吗？

王先生： 已经走进偏殿，看到金刚菩萨。

催眠师： 有什么特别的吗？

王先生： 看到金刚菩萨，很威武，有时看起来很巨大，有时又变小了。金刚菩萨告诉我一句话：你要加油！坚强！

催眠师： 你在做什么？

王先生： 我准备离开这里，金刚菩萨又说一句：加油！

催眠师： 你的身心已经感到放松，你可以把握住生活的每一个方面，用自信、乐观、坚强、积极的态度、快乐的心情去做事，就可以不怕挫折，用正面思维去面对，就会变得愈来愈坚强！

　　催眠结束后，和王先生交流了解催眠的过程，这时王先生紧张的情绪已经放松，偶尔还会幽默地说些笑话，感觉王先生是个风趣又成熟的绅士。

　　接着我就用O卡做生命蓝图的潜能开发：

催眠师： 你想要获得，值得庆祝的事。

　　　　　你可以怀抱希望，要和大家共同合作。

　　　　　要坚定你的决心：能够做到的。

　　　　　只要认为那是强迫的，就会有麻烦的事。

只要放松心情去做，你就是专家。

你需要退一步反省，要积极地去做。

要去突破瓶颈。

心情哀伤，就没有心想事成的能量。

你是个男人，生活要有计划。

要有赤子之心，改善倔强的脾气。

只生气是找不到方法的。

要执着去付出。

夫妻能够合作，才是聪明。

在夜晚有星光时，想一想家。

需要顺应生活一起共舞。

把过去的腐朽放下，再去经营感情。

生活中的诙谐，会让你拥有宇宙能量。

要习惯面对太阳的光明。

你是有信心的男人，要把固执的念头打破。

这样向着目标前进，就可以通行无阻。

你要对伴侣付出，一起共患难。

她是你梦想的女人。

这个女人像彩虹一般，像母亲一样陪伴你。

你要调整情绪，和大家分享快乐。

你是家庭的牧羊人。

你的梦想是财富。

你的伴侣会和你共患难，你会愈来愈好的。

记住，你是可以等到的。

这时看到王先生精神抖擞，英挺地坐在那里很稳定，我鼓励他要做积极的改变。

 建　议

王先生要在生活中培养良好的人际关系，要相信同时拥有成功与爱是可以做到的，亲密的人际关系与温情洋溢的家庭，实际上可以助事业一臂之力。

压力是身心失去协调的状态，它是一种自我内在的失衡，是什么造成了我们每个人心中的压力？矛盾？

是想要成为什么的欲望，不是吗？每个人都有内在和外在的需求，想获得心理安全的欲望，也必然会有矛盾和失望，会有压力，让思想永远不可能安静下来，总是落入过去或未来。反之压力带给我们一种生活的动力，人生的目标，会带给我们积极的生活，自我成长的改变。

健康是最高的成就。

满足是最高的财富。

幽默是最高的朋友。

合作是最高的快乐。

克服压力最主要的方法，不是去减少造成压力的事务，而是如何改变对事情的认知。

在现代的社会，对许多人而言，公司其实是比家庭更能获得存在感的社会联系，很多人会因为退休后，不能去工作单位而感到沮丧。

丘吉尔的朋友就曾说："温斯顿不能闲下来，一闲下来，就陷入颓丧！"退休之后,他那副德性,你是知道的,他告诉我:他每天都祷告,只求一死。

这样的心理结果是,即便只是为了心理健康,一个人也需要在闲下来之后,找到适合自己做的事。这也就是说,"退休"也得变成另一种意义上的"工作",成为一个人重新开始的人生契机。

这其实是一种积极的改变,"中年危机"遇到强制改变的突发事件,如果你不是那么消极地应对它,或许可以发现这一处境也未必就尴尬。如何在工作中保持赤子之心,有三点:

一、用真诚的心去对待别人,用乐观的心情去做事。

二、宽大与知足,就能使自己不斤斤计较,把痛苦放开。

三、太严肃,太固执,无法摆脱烦恼。要像孩子般的游戏心情,去学习,去生活。

意大利著名的戏剧作家,狄克列梭安索的名言是:我们都是只有一只翅膀的天使,唯有彼此拥抱才能飞翔。

经过了两个月,王先生的太太告诉我:王先生在工作上愈来愈有自信,并且很难得的在过年时,要带她出去旅游呢!

埃里克森的人格发展学说

埃里克森于1902年出生在德国法兰克福,深受弗洛伊德的影响,也承认生物基础对人生发展阶段的作用，然而他更强调社会环境因素的影响。

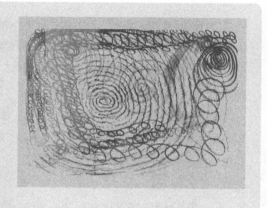

他认为，每个阶段都是人生的一个转折期，个体都面临着重要的生活任务，需要去加以解决。每个人都可能遭遇成长的危机，教养环境直接关系着危机是否能够得到积极解决。如果个体能够积极地加以解决，那么将促进个体形成良好的自我品质。

如果个体不能顺利应对，则会影响个体的进一步发展。

人生发展的心理危机，有八个阶段：

一、基本信任与基本不信任

0—1岁，对应弗洛伊德阶段论的口唇期，个体在刚出生的一年中，十分弱小，完全依赖养育者的照顾。在看护过程中，需要让幼儿感到慈爱和温暖。如果幼儿体验到的信任感能够超过不信任感时，那么这一时期的危机就得到了解决，在个体的人格中，就会形成一种"希望"品性，否则就会被恐惧所束缚。

二、自主与羞怯（疑虑）

1—3岁，对应弗洛伊德阶段论的肛门期，在此阶段，儿童已经形成了许多技能，他们会爬、会走，行动力有了很大的提高，语言也开始发展起来。关键是便溺训练，学会控制排泄过程，使之符合社会要求。父母会按照社会的要求,对儿童的行为进行管教,另一方面又不能伤害儿童的自我控制感和自主性。在这个阶段,儿童如果能够较好地形成个体自主性,并且能够克服羞怯和疑虑,那么就会形成"意志"品性。否则会对自己的行为充满自我怀疑的不确定性。

三、主动性与内疚

3—6岁,对应弗洛伊德的男性生殖器崇拜阶段,这一时期,儿童的智力、能力都有了进一步的发展,语言表达更为精确、流畅,对事物满怀好奇,充满着探索精神。在这个阶段,模仿同性别父母行为特征,了解两性器官与性别差异,开始获得男性和女性的行为风格与特征。

在儿童摸索着对自己,对周围的环境进行探索的时候,如果父母对儿童的独创性行为和想象力,能够积极鼓励的话,那么儿童就会形成一种健康的独创性意识。反之,如果父母对儿童的表现不屑一顾,甚至讥笑的话,那么儿童就会缺乏自信,在行动之前往往考虑再三,甚至更严重的会为自己的想法、行为感到内疚。于是他们更倾向于生活在别人为他们安排好的狭隘环境中,更倾向于任凭别人来安排他们的生活。

如果儿童在此阶段获得的主动性体验,胜过内疚的感受,就会形成"目的"品性,即拥有正视和追求有价值目标的勇气,否则就会觉得自己毫无价值感而缺乏动力。

四、勤奋与自卑

6—12岁,对应弗洛伊德阶段论的潜伏阶段,这一阶段是儿童进入学校,接受教育的重要时期,儿童开始系统学习各种知识技能。此阶段的任务是,参与学校活动、学习知识、掌握技能、同伴交往等。从而能够在学习中,获得道德感、美感、羞耻心，并且体验以努力和专心，完成工作的乐趣，形成一种勤奋感，可以感受到自我的价值。

如果没有形成这样的勤奋感，那么儿童就会形成一种自卑感，对自己失去信心，怀疑自己的能力，对社会事物缺乏兴趣。经过这一阶段，如果儿童获得的勤奋感胜过自卑感，就能获得"能力"品性，可以灵活运用聪明才智，坚持完成任务。否则，就常会对自己感到力不从心，无能为力。

五、同一性与同一性混乱

12—18岁，对应弗洛伊德阶段论的生殖阶段，这个阶段是个体从童年期向青年期发展的过渡阶段，这一时期的青少年可能会思考这样的问题。

我是一个什么样的人？

想成为什么样的人？

生活对我意味着什么？

我想过什么样的生活？

这是人生的一个特殊阶段，因为这一时期的青年人需要一个合法延缓期，用来整合在此之前儿童期的同一性各成分，在探索思考这些问题的过程中，青少年不断对自己的社会身份，进行着探索确认，从而逐渐获得一种自我同一性。

青年人面临着内部的生理发育，同时面临着成人的社会使命；也是心理逆反，要求自主提升，自尊心极强的时候。在这个阶段青少年要学会如何交朋友，如何找工作，打好完成自我理想的基础，奠定人的行为模式，具有良好的人格特征。

如果青少年在这一阶段，没有获得"同一性"，那么就可能会以"同一性混乱"，"消极的同一性"离开这一阶段。同一性的形成，标志着童年期的结束，成年期的开始，标志着一个人的成熟，从而获得"忠诚"品性。

忠诚的定义是：尽管不可避免得存在价值体系的各种矛盾，仍发誓永远忠于目标的能力，即对自我的目标有着稳定的把握。反之则是对自己的目标有着不确定感。

六、亲密与孤立

18—24 岁，成年早期，弗洛伊德曾经把健康的人，定义为是一种"充满爱而辛勤工作"的人。埃里克森也同意这一定义，并进一步指出，只有具备牢固的自我同一性的青年，才能够涉足与另一个人相爱的爱河之中。并且具备了成为社会一员和伙伴关系成员所须承担义务的能力。同时还具备了为遵守这些义务，而发展起来的道德感，即使这些都需要个体付出一定的牺牲和让步。在这个阶段，个体所发展的亲密能力，如果能够胜过孤独，他就会形成"爱"的品性。如果无法解决这个阶段的危机，那么就容易出现孤僻和疏离的现象。

七、繁殖与停滞

25—65 岁，成年中期，如果一个人能够获得积极的同一性，并且拥有积极健康的生活，那么他就会力图把这样的生活环境传递给下一代，或者进一步创造更好的生活，从而提高下一代的生活水平，使个体对生命的理解得以延续。在这里繁殖不仅仅指养育下一代，还包括了生产能力和创造能力的含义，没有繁殖感的人往往会在工作上显得停滞不前，生活也会变得贫乏无味。

如果一个人与繁殖能力相关的表现胜过停滞的状态，那么就会获得"关心"品性，由衷地去关心周围的人，而不再把这些事物当作自己不可推卸的义务。如果个体没有解决这个阶段的危机，那么他可能变得自私。

八、自我完善与绝望

65岁至死亡，成年晚期，埃里克森认为，当一个人回顾一生，感到自己的生活是充实的、有创建的、幸福的，那么他就会有一种圆满感和满足感，就不会惧怕死亡。然而当一个人回顾走过的一生，感到满是挫折、失败，就会对自己的人生失望，因为他已经无法弥补自己的人生。

如果个人感到的自我完整能够胜过失望，那么就会获得"智慧"品性，用对人生本身超然的关心来面对死亡，将死亡看作是一种自然的归宿，同时又对生命有着积极的关注和理解。并不是每个人都能对此有着深刻的理解，只有个体发展的足够成熟，才能获得这样的智慧。

案例十三：**心先于一切现象**

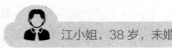

江小姐，38 岁，未婚

开了一家艺术品方面的工作室，她和好朋友一起来催眠。她长发绑着马尾，身穿一套冬季米色连帽运动衣裤，斯文又亲切，洋溢着甜蜜的笑容。她说：只有工作和经济上有些压力，其他方面都很好。

整个催眠过程用了大约一个半小时。

👤 **催眠师**：现在完完全全放轻松，看到什么？

👤 **江小姐**：回到 10 岁小女孩的时候。

> · 观察到江小姐的头部，已经微微垂下，很放松进入深层的催眠状态。

👤 **催眠师**：现在向前走，小女孩有向前走吗？

👤 **江小姐**：小女孩打开大门，走在两边非常高的蓝砖城墙的小路上。前面两边都是绿草地的小路，是往西方姥姥家的方向，然后看到了姥姥家的场景。接着姥姥家的东北角似乎有一个商场，光线很亮，走过去想要知道是在哪里。

> · 江小姐就在催眠中，很轻松地走了 15 分钟。

👤 **催眠师**：你看到了什么？

江小姐：于是场景转换到了淮海路上的"环贸商场"，然后停顿不晓得该去哪里？

后来我在西北上空，看到了一位白发白须精神矍铄的道人，我看到后非常高兴，我不晓得该怎么称呼他。然后又看到我家供奉的祖先。

我询问：适合做什么工作？

出现了新的画面，眼前一片晶莹透明，晃动如水、如冰的画面，慢慢地凝缩成一块梯形的白色晶体，然后眼前又是如水晃动的画面。又凝缩成了一个水晶状的小花瓶，花瓶里装的是水晶状的花儿，是白色曼陀罗花，又回到如水晃动的画面。又凝结成一个水晶状的迷你型火箭，只差一寸距离，就会进入我的两眉中间，可惜就是到不了，后来场景消失。

催眠师：现在你将感到放松，你的内在非常柔软，你可以得到宁静和快乐，你将更有效的使用在工作上。

 建议

鼓励江小姐，不要将你所有的注意力，集中在你的问题上，尽量将注意力集中在你正在做的事情上，在你的身体里扎根，然后观察这样造成怎样的反应和感觉。

与你内在身体永远和谐的关键，就是时时刻刻的去感受它。你就可以安住于当下，不会因为外界的影响，感觉到压力，也不会在思维中迷失自己。烦恼的情绪，恐惧和欲望，可能或多或少还会存在，但是它们已经不能再控制你，让你失去快乐的能力。

当你遇到困难或生气时,你要养成习惯,能够面对问题,好好的休息,保持充沛的体力。放下执着的念头,"宽恕"会立刻让你得到宁静,思想是不会宽恕的,只有赤子之心才做得到。宽恕就是放下怨恨,同时放下固有的成见,是一种智慧,也是一种慈悲的理解。

经过了半年多,江小姐开心地告诉我:自从催眠以后,心情很平静,就会想自己的伴侣会是什么样的人?她心里就有了概念,经过一段时间,就确定了梦想中的伴侣,并且也是自己事业上的伙伴。事业稳定,感情美满,她过得很幸福,希望有能力再去帮助别人!手机那里传来江小姐不断的笑声,快乐的感染了我,觉得这是她最好的收获。

案例十四：苦的起因

周小姐，28 岁，未婚

　　服装设计师，她的容貌是那种欧式的，轮廓很有造型感，穿着得体，像一个洋娃娃，让我印象深刻。她伤心地告诉我：因为所爱的父亲过世也有半年多了，全家陷入痛苦混乱之中，由此造成精神萎靡不振，情绪极不稳定，她希望能改善身心疲惫的状况。

整个催眠过程用了大约45分钟。

🧑 **催眠师：** 现在完完全全放轻松，看到什么？

🧑 **周小姐：** 感觉都是黑的。

🧑 **催眠师：** 现在有一道白色光，照在你的身上，让你很勇敢，很自由，你看到什么？

🧑 **周小姐：** 现在已经在天空中。

🧑 **催眠师：** 天空中有什么？

🧑 **周小姐：** 天空的颜色是浅蓝色，一直往上飞，飞了很久很久。

> · 周小姐就在催眠中，很轻松地在天空飞了15分钟。

🧑 **催眠师：** 你看到了什么？

🧑 **周小姐：** 看到了一朵莲花。

🧑 **催眠师：** 是几朵？什么颜色？

周小姐：一朵，而且是很大的一朵莲花，是黄色的莲花。而且莲花在盛开，感觉那朵莲花代表的就是我。

催眠师：你将感到放松，你是个美丽、自信、乐观、勇敢的人，要坚定地去做让自己快乐的事。

建 议

　　鼓励周小姐要学会面对问题，自有生命，便有忧患！痛苦它包括了无常的灾难、伤害、一切的忧恼缺憾、老、病、别离，以及所求不得的伤痛。

　　生命这场戏，没有重来一次的机会。时间飞逝，我们都坐在时光的列车上，无法减速，不能回头，悲喜聚散成败，一切经历都擦身而过，短暂而无法重来，所以生命要过得有意义。

　　生活是一场没有彩排的现场直播，演成什么样都是自己承担，主角与配角都是相互客串，彼此影响的。重要的是演好自己，真心珍惜所有关系的缘起。这世界上形形色色的人，对名利、感性、精神、物质的共同动机是希望安乐！

　　安乐还有许多的名字，快乐、幸福、享受、乐趣、舒适、喜悦、安全、宁静、满足。

　　它不完全是在物质生活的丰富来决定，而是因为内心的感受，拥有宁静柔和的心，才会感到安乐。

　　一个人的价值，除了积累和占有外，还有很多事情可以体现，物质能解决生活的问题，使衣、食、住、行得到保障，但在这一过程中所追求的需要往往变成了目的。人的需求层出不穷，没有满足的时候。还是要重视精神生活，学会走到大自然中舒缓情绪，陶冶心情，也可以观想黄色的莲花在美丽的光晕中发光，如此保有一颗宁静的赤子之心，这些都是一种自然的治疗。

无论是在行走、安坐、进食还是入睡当中，单纯的觉知就好，不一定只有通过冥想，才能注意当下，平静的内在会让你集中与宽容，让直觉的声音能够出现。

亚历山大问智慧长者：你为什么快乐呢？

长者说：请你走开一点，你遮住了我的阳光。

经过了三个月，周小姐告诉我她现在计划要做自己有兴趣的事，想听听我的意见。她的谈话中充满了信心和积极的动力，我知道，她已经找到了太阳。

案例十五：**爱人**

汤小姐，30 岁，未婚

她在和我沟通的时候，很和气并且有条理，她告诉我：最近在计划出国游学，并且已经辞去工作，但是因考虑和男朋友的交往状况而烦恼。她现在心情很焦躁，注意力集中不了，总是在想这个问题，又想不出结果，所以这 3 个月都睡不好，她想通过催眠而得到帮助，知道如何对待和处理这样的感情问题。

整个催眠过程用了大约一个小时。

🧑 催眠师：现在完完全全放轻松，看到什么？

🧑 汤小姐：看到的是白天。

🧑 催眠师：你可以继续向前走，你有在走吗？

🧑 汤小姐：有，已经走在海边。

🧑 催眠师：在海边有看到什么？

🧑 汤小姐：海边哪里都没有人。

> · 观察到汤小姐呼吸非常顺畅，已经进入深层的催眠状态，在催眠中，她在海边走了20分钟。

🧑 催眠师：还在海边走吗？

🧑 汤小姐：已经回到岸上，看到屋子里有姥姥。

催眠师：你看到了什么？

汤小姐：看到了男朋友，我走过去牵着他的手。

> · 这时汤小姐已经在边说边流眼泪了，并且是止不住地流泪，很伤心的模样。

催眠师：你将感到放松，你有足够的爱心，可以安静面对内在，它像大海一样伴随着巨大的能量，简单地去表达感情的事情，这样的感觉非常好。

建议

鼓励汤小姐要和男朋友一起与共同的朋友，多交流互动，观察这段感情是否能够被大家所认可和祝福。要诚意的对男朋友表达，可以运用"亲密关系沟通"的技巧。

经过了一年多，收到了汤小姐亲自送来的喜饼，得知她已经结婚了，回想她当初痛苦万分，现在却心情喜悦，眼睛就像星星那般光亮。我吃着香甜可口的喜饼，祝福他们有情人终成眷属！

亲密关系沟通

20世纪杰出的精神病学家John Bowlby提出的依恋理论（Attachment Theory）告诉我们，至爱是我们生命中的庇护所。当至爱情感封闭，或对我们毫无回应时，当我们遭受冷落、孤独而无助时，愤怒、悲伤和疼痛会汹涌而来，

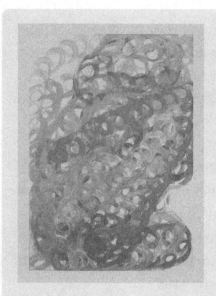

其中恐惧带给我们的伤害最大。

在关系的发展和互动中,语言交流是一个重要因素。当表达发出者的意图与对接者产生的影响不一致时,情侣之间就面临着人际沟通最糟的自卫石墙,它会为了抚慰和保护自己而回避、离开。

自卫石墙多数发生在男性方面,面对一团糟的情况,他们不会再开口,而退守于石头般的沉默。

石头般的沉默,典型的是反映出"反对,冷冰冰的距离,自以为是",是一种破坏性的交战状态。而这时伴侣也会以进攻性的姿态与对方切断关系,保持距离以策安全或是也呈现出石头般的冷漠。当交流习惯性地陷入这种缺乏安全感的恶性循环,从而将对方越推越远时,关系的前景就要注意。

在双方都缺乏安全感的情况下,相互影响越来越大,双方都变得过于自我保护,每个人都怕被遗弃,都开始对对方和爱情关系做最坏的假设。我们需要通过学习,才可以改善智慧。

有婚姻关系的伴侣,更容易在生活的交流中发生争吵,婚姻关系失败的伴侣,比会相守在一起的伴侣,在语言交流中会表现出更明显的轻视、自卫和交战状态。而相守的伴侣里,交流更好的一方,比经常有误解的一方会更幸福和满足。

当我们面临生气、憎恶、烦恼或焦虑的时候，我们会发现，彼此相互抱怨，东拉西扯讲不清楚，造成言词伤害，因为太多时候，我们没有倾听伴侣的心声，我们沉浸于自己的境况，并因此分神无暇顾及他人的感受。怎样避免这些陷阱呢？

一、表达我们想说的

站在自己立场，忽略对方感受，批评伴侣性格和特点的抱怨，会贬损伴侣，这将把问题扩大，并且造成无法解决的困境，所以就不难理解为什么他们有时候会变得像石头般沉默。

正确的办法是平实地，具体地指出让自己生气的一个确定的行为，这称为行为描述。这样不仅能够告诉伴侣自己的想法，还能够让谈话就事论事，并且在可以控制的行为上，因为行为比性格更容易被改变。

例如，你对伴侣抱怨的时候：

你怎么这样自私，你从来不让我把话说完！

"行为描述的表达"

你刚才突然打断我的话，我觉得很生气！

两者表达上的差别是，一种可以从伴侣那里得到一个体贴的回应，而另一种则可能不会。

二、善于倾听

是善于倾听重要，还是善于表达重要？

它们同样有影响力，但是善于倾听的发言必受尊重。在倾听对方的表达时，我们有三个重点：

（1）完全专注

注视说话者的双眼，并向对方稍微倾身，会让对方感受到你的尊重。

不要打断对方说话。

（2）给予回应

试着给予简短的回应，例如："我了解""是的"或是点头等，这将会让说话者感到被支持，感到安心。

听话不要听一半，要学习陪伴倾听，避免防卫性的态度。

不要太快做评断，把自己的意思投射到别人所说的话上，最好提供几个问题，让对方做参考。

（3）重述所闻

用自己的话再向对方重复一次，从而检查自己的理解是否正确，这是一个避免争执和冲突的好方法。

三、细心观察

包括语调，脸部表情，因为要了解对方的情绪，表情也是相当重要的，表情的反应比说的话更加真实。

"美国传播学"人际交流的总效果：

7% 语言 +38% 音调 +55% 肢体语言

可以看出"肢体"语言是最容易给人留下深刻印象的交流方式。通过积极的倾听技巧，努力学习理解自己的伴侣，这种关怀的回应，通常得到欣赏和认可，也有助于缓解在任何关系中都可能遇到的不愉快的事情，能够使用这些技巧的人们更受欢迎，通常有更幸福的婚姻关系。

生死启蒙课

1980年，27岁的凯瑟琳莫名焦虑和恐惧，生活一团糟。无奈之下，她求助于著名科学家，心理医生布莱恩·魏斯，他花了18个月做传统心理治疗，想减轻凯瑟琳的症状，在一无所获时，他尝试用催眠疗法。

在一连串的催眠治疗状态下，凯瑟琳记起引发她症状的前世记忆，令人惊讶的是，催眠状态下的凯瑟会向魏斯转达一些高度进化的大师们的讯息，有关生与死、爱与希望、信心与善意、德行与罪愆等。

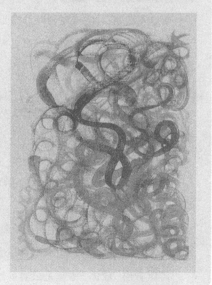

每一次催眠，都仿佛是一堂堂生死启蒙课。魏斯对之既惊讶又疑惑，却无法做出科学解释，于是他客观地记录下治疗全过程，4年后整理成书本。*

前世今生也许不是人类心智可以了解的，甚至远远超出我们想象的范围，但是生死启蒙课，却启发了生命的不朽与真意。

---

* 布莱恩·魏斯：《前生今世：16堂生死启蒙课》，谭智华译，江苏人民出版社，2008年1月。

案例十六：**时机成熟**

清小姐，62岁，已婚

　　她热情地创建各种团队，她能写也能讲，有着出色的才能和成绩，她愿意为别人服务，做有意义的事情。目前的团体因为有着不同的意见和需求，造成她的困扰，她希望通过催眠，知道怎么解决问题。

整个催眠过程用了大约一个半小时。

催眠师： 现在完完全全放轻松，看到什么？

清小姐： 我在往前走。

催眠师： 你可以骑着一匹白马向前跑，你有看到马吗？

清小姐： 有骑上白马向前跑，一直跑，一直跑，一路上周围的空气非常沉静，无风、无雨、无声、无音、无障、无碍、很枯燥，又灰灰蒙蒙地一直往前跑，什么也没有看到。

催眠师： 那骑着白马往上像飞一样地跑。

清小姐： 感觉白马的身形愈来愈小了，好像是一个小小白点而已，然后感觉没有动静。此时我的脑海里出现了一只大鹏鸟在旁边。

催眠师： 现在换坐上大鹏鸟，继续向前飞。

清小姐： 我骑坐大鹏鸟时，它的翅膀一张开，整个世界全在它的翅膀之下了。现在要开始飞翔，它只是轻轻地转动一下，毫无感觉也非常平稳，平静地在天空中慢慢翱翔着。我开始俯瞰，这么壮观的山河风景。首先第一眼，先看到连绵的一大片雪白的山峦，有一半是白雪覆盖着的，有翠绿的山，山连着山，连接着雄壮的雪山风景，好美好迷人！

> · 观察清小姐沉醉在催眠中的美好景色已经大约有 15 分钟。而且她的反应很生动，我要快速写进记事本。

催眠师： 不能停着不走，往目的地前进。

清小姐： 此时大鹏鸟缓慢往东边方向移动，并且张开了它那双金碧辉煌的翅膀，金翅膀在空中上下旋转玩耍一下，我好开心又赞叹，原来它是大鹏金翅鸟。开心地想着，它就已经带我到了更震撼的黄山莲花峰上空。我一看就知道，这是天下第一奇山的山峰，我依依不舍地离开，这真是一丛一丛美丽的花岗石莲花峰，太神奇！高高低低的一朵一朵如莲花般的莲花山峰，成片的山群，好感动！又流连在高空中忘情地欣赏着赞叹着！

催眠师： 我们要赶快去目的地了。

清小姐： 大鹏鸟再次展开了它那金翅膀，再往东南方向轻轻转移一下，就停住了。我往下一看，好宁静的大海，还有一些大大小小的岛屿，直觉下面像是舟山群岛，偶尔还看到海面上的几个小岛，海面上出现了大片大片盛开着的朵朵红色莲花，都是成片围靠在小群岛岸边，好美呀！好祥和呀！我一直在大鹏鸟的背上，坐在上面往下仔细看，静静看，静静想，此时大鹏鸟也完全定了，它像休眠一样，一动也不动，身上的颜色也变得暗淡无色了。

催眠师： 你确定大鹏鸟不动了吗？你看到什么？

清小姐： 大鹏鸟不动不走，停在这空中，我就说：爸爸，我从小到大，奶奶一直告诉我您的一切,我现在好想见见您!

> · 等待了大约五分钟,很感动清小姐在催眠中自然地对父亲表达想念。

催眠师:你有看到什么?

清小姐:我爸爸可能不是在这里,或许在北京,或许在家乡,我告诉大鹏鸟,我们去北方找吧! 此时大鹏鸟的头转到北方,但是它左转看了一眼,就又回复原来的休眠状态了。它身体是一动也不动的,呆呆停住在高空中,看着下面的大海和小岛,我坐在大鹏鸟背上也不知该怎么办?

催眠师:看不到爸爸,你就祈祷爸爸给你人生的方向吧。

清小姐:我跪在大鹏鸟背上,一直恳求着,并且大声地说:爸爸,请您给我一句话好吗?

催眠师:当你继续平静地,轻轻地飘浮着,随着每一次深呼吸会愈来愈深入地放松,我要你把注意力集中在你的鼻间,感觉你自己沉入了椅子中,你的脑和身体愈来愈深入地进入飘浮放松状态,让你自己更深入地放松,你正在把握生活中的每一个方面,你总是放松,心情平静,你在变得愈来愈强大。

催眠结束后,清小姐告诉我,她的祖父和父亲都是抗日英雄,父亲在27岁的时候就为国捐躯,她是遗腹子。父亲的勉励,让她的目标有了方向,爱的力量更为完整。

建 议

　　鼓励清小姐，目前在你所处的环境中，有些人企图影响你，让你按照他们的要求行事。对这样的人要客气，但更要坚定立场，不要屈从、姑息、纵容，这对你没有什么好处，不要去满足别人自私的占有欲。

　　请记住，要做那些正确的事情。在这个世界上，你有你自己的理想要去实现，要忠于生命中永恒的价值和真理。

　　你抵抗什么，什么就会扩大。

　　你静观什么，什么就会消失。

　　你不需费心去找任何理由，而为自己辩护。

　　你不需费力去争执。

　　你不需刻意去控制情绪。

　　什么都不说，什么都不做，什么都不计较。

　　心境自然平静。

　　你的困扰，自然也就消失了！

　　新时代思想家克利斯汀·拉尔森说："每当你允许自己的思想，被其他人或事物牵着走时，就是没有遵循内心的声音，你并未顺从自己的渴望，而是附和别人的。要善用你的想象力，来决定要想什么或要做什么。"

　　过了两个月，我手机中收到了清小姐传来的照片和讯息，得知她想要完成的第一步理想目标，已经成功，在平津战役纪念馆举办了名为"妙莲花峰"的书展。她告诉我：开始心情沉重，不知如何安排，因为别人预期的否定，和认为我不可能完成的态度。这一路上，觉得因为有爸爸的支持，才会这么顺利圆满达成目标。此刻的心情很好，很开心！并且和我约定，希望再过两个月，能上我催眠师证照班的课程，因为她想和更多的朋友分享！

案例十七：**要怎样过一生**

洪小姐，42 岁，已婚

清晨的时候，接到洪小姐的电话，她很高兴地告诉我，她已经搬到新家，那是她的理想计划之一，终于在两年后实现。

犹记得在两年前，面有倦容的洪小姐和几位朋友，一起来工作室了解催眠，并且决定了通过催眠改善她的状况。也许是经过了催眠的互动，我们彼此更加信任，更有默契。经过了半年，洪小姐问我："你收徒弟吗？"我笑着回答她："我不收徒弟，只收学生，因为希望把这个方法传承下去。"

因此，她陆续上了我主办的潜能开发 OH 卡（即 O 卡）和美国 N.G.H. 催眠师认证班的课程。她现在家庭安乐，也有一份固定的工作，每天还抽出时间，帮助朋友解决困扰的问题。期望她时刻保持觉知，体会内心的宁静，能够实现自我超越。

洪小姐是 42 岁的家庭主妇，有儿女，已经有四年多的时间身心无法放松，有入睡困难、头痛的症状，看过医生吃药后仍无法改善状况，希望通过催眠能够快乐生活。

第一次催眠，整个过程用了大约一个小时。

催眠师： 现在完完全全放轻松，看到什么？

洪小姐： 走过绿色的草地，躺在一片大草原上。

> · 在引导的时候，我观察到洪小姐很快进入催眠状态，而且脸上带着微笑，很放松地躺在草原上。

催眠师： 向前走，看看还有什么？

洪小姐： 很舒服，可不可以多躺一下，不想现在就离开。

催眠师： 好的，可以停两分钟再向前走。

> · 过了两分钟。

洪小姐： 那儿人烟稀少，我接着又经过了一片竹林，那里有小桥流水，里面有一间房间，看到了一位面目清秀的书生。

催眠师： 你去看看他在做什么？

洪小姐： 他在那儿帮助许多人，那房屋非常简陋。

催眠师： 再过十年，那儿出现了哪些变化？

洪小姐： 我看到了当初接受那位书生帮忙的人，都成了他的助手，房屋情况也略有改善，但还是维持着非常简单的结构。但是当我要离开时，我却舍不得，我哭了！不知为何会如此悲伤和不舍，这真是很奇妙。

> · 通过催眠师的引导，带领个案进入奇妙的潜意识，像旅游一样，放松地回到内在的故乡，并且从中得到正面的影响，正如同马斯洛的需求理论认为提升自我的人生价值，就是要设定人生理想目标，加强自我的信心，将痛苦挫折经历转为人生的宝贵经验。
>
> 　下一个阶段，我开始帮助洪小姐做能量补充，就是用正面积极的语言，释放长久以来的情绪，使得身心柔软安详。
>
> 　最后就是从1数到5，催眠结束。

　　这时洪小姐面带笑容,握住我的手,我想彼此的信任和咨询的重点,就从现在开始。

　　洪小姐在生活中,遇到了许多痛苦和挫折。尤其是最近先生在工作上的转变,导致她心情低落。经济上的不确定,缺乏安全感等种种因素,使得人生到了最困难的时候,但也是成长的开始。改变一下思维方式,就可能有转机,把平凡的生活变得有乐趣,把苦难的日子变得简单可行,我们要在这些当中学习如何解决问题,这是一个成长的机会,也是人生的重要经历,可以有助于实现理想目标。首先要学会如何使自己的心平静下来,建立自信心,这是目前核心的重点。

💡 建 议

　　与洪小姐做了更深入的沟通后,我希望她把咨询重点整理记录下来,并且要将学习的方法加以实践。我们约下个礼拜再做一次完整的潜能开发,这样她就可以有更具体的生活方向。

　　经过了一个礼拜,我用O卡做生命蓝图的潜能开发:

催眠师：要和先生相处融洽,婚姻生活是要用心经营的,夫妻同心,其利断金。

　　　　　要找个可以兼顾家庭的工作,把握机会,和社会保持互动。

　　　　　要学习解决问题,从中累积经验,才有能力帮助更多的人。

　　　　　要能够静心放松,接触大自然做深呼吸,保持运动的习惯。

　　洪小姐接受了建议，并且礼貌热诚地拥抱我，表示感谢之意，她说："会朝着目标去做！"

　　在那个时刻，我的感受是，心理志愿工作的队伍里又将会增加一名新的伙伴。她的优点是：热诚，很愿意帮助别人获得快乐，也希望有能力帮助更多的人。

　　生活中难免有负面体验，受伤的时间愈长，麻烦就愈大，会让问题愈来愈严重，过去未注意的创伤看似被遗忘，其实这些创伤只是由意识掉进了潜意识，而潜意识中被压抑的旧创伤，就成了我们所称为的负能量。它会影响我们的情绪和行为，甚至造成头痛、失眠、过敏等，医学上检查不出的病痛，要借由催眠的放松引导。在催眠过程中，个案所看到的画面，是正面的力量，是心情上得到提升的力量，由此个案就得到了改善，这个美好的经验所带来的方向，才是真正的重点。

　　隔了半年，洪小姐觉得身心宁静，身体产生了很大的变化，就约好再来工作室催眠，想要更了解自己。

第二次催眠，整个过程用了大约一个半小时。

催眠师： 现在完完全全放轻松，看到什么？

洪小姐： 已经走进花园。

催眠师： 是白天还是晚上？

洪小姐： 是白天，有个古代的书生从人群中离开，走向一条山路。有个房子在前面，他走进屋内，屋内有一个白衣白发的老者在打坐，有徒弟帮着他看书和写字。白衣老者开始说话了，可是他说的话，我听不懂？

催眠师： 请他翻译。

洪小姐： 他说：静、定、悟。人为什么这么苦？原因是什么？自己要先明白，才知道问题在哪里。要找回这个真去悟什么叫道。

催眠师： 那要怎么去做？

洪小姐： 现在要把爱心找回来，能做到才知道他说的悟！要找回自己初衷的那颗心才会明白，要用心去体会，要从生活中做，修中悟其道！

催眠师： 在生活中，要如何突破呢？

洪小姐： 要静下心来，找回自己的那颗心，要传心，要先懂心，才可以传。所有的东西不外求，而是以身作则，不求什么成就，用心去做，用心去说，去播种，不可以贪，这样就不会迷失了！现在的人心都飘走了，要帮助有心的人来传这个种子，这条路是没有荣华富贵的。平凡中去求，求真、求道，在磨炼中找到初衷，我们的果才会发扬光大，才会有人跟随我们，这才是我们要去做的。

静心、定心、安心，才能悟心！这条路很寂寞，找到的人少之又少，坚持是不二法门，你就是这样坚持走下来的，所以你会开花结果。

懂得的人很多，做的人很少，所以他找不到归属，找不到心的方向。要找到心，种子就会发芽，要好好的照顾它。一生二，二生四，四生八，这是一股强大的力量，不可以放弃它！

送这个"一"给众生，一切简单。阴阳有黑有白，中间的那条线，就是我们的心，包容白与黑，我们就像中间的这条线，游刃有余，在凡尘中的好人和坏人，都要能接受，看得更多，学得就更多。

"悟"是吾加一颗心，要看管好自己的心，看住自己的这颗心，是要靠自己的，从做中找到真，才会理解什么是悟！

建议

　　鼓励洪小姐，人生要过得有意义有价值，只有靠身心的发展，才能理解生命是怎么一回事！生活总是自我价值的折射，如果我们用欣赏的眼光对人对事，你会更多地发现别人的优点，而在这个时候，我们是快乐的。

　　在生活中我们若能将这种欣赏，自然地回馈给对方，那么我们便拥有了获得幸福的互动模式。所以将微笑留给别人，快乐就会留给自己，这是一种睿智的生活方法。

　　老子有句话：

　　　　为学日增　为道日损
　　　　损之又损　以至于无为，无为而无不为

人有自知之明，才能将心比心，像一明镜，如实照到别人。唯有内心宁静，心愈柔软，种种抓取都能放下，傲慢才能渐渐减少。

个案的催眠体验

　　隔了一个礼拜，洪小姐寄了封邮件给我，她说："我是一个在母亲肚里7个月就出生的早产儿，出生时的体重只有一公斤，家里老一辈的都说，这不容易养得活。我在医院保温箱住了半年，幸运的我还是渡过了危险期，之后的成长过程就更是辛苦了，一个小感冒就能让我高烧不退，进医院是家常便饭，这也让父母在医院及家里两地疲于奔命。

　　在我印象中，小学入学后几乎没有上学，身体状况不好，三不五时感冒发烧，需在家中休息两三天，这样的生活情况伴我度过了小学时光，家中长辈也不知如何是好。

　　随着年龄的增长，生病的次数慢慢减少，但看似健康的外表，却有个脆弱的身体。直到高中毕业外出工作，同事看我常常反复生病，医生也找不出病因，就和我提起，要带我去庙里，向神明请示，为什么老是生病！我就这样因缘际会开始接触了宫庙，这神明指示我"是带有使命的"。当时的我，听得一头雾水，也不明白其中道理。日后也在陆续遇到一些修行之人，或神坛问事时，说同样的事情，甚而有时在庙宇时，我的身体会有恍动现象。

　　但随着接触庙宇事务多了，我的内心也开始抗拒，因为我不想当乩童，也因此我的日子不好过，晚上无法入睡、全身酸痛、心情起伏变化大、时好时坏等，但我还是选择不予理会，因为到处求拜，搞得我身心俱疲。

　　后来先生因工作到了上海，所以全家都搬到上海来，开始了不同的生活，内心充满另一种喜悦。心想可以摆脱过去的包袱，不再有压力地生活，当然这只是我一厢情愿的想法。身体的状况，并不因我离开了台湾而有所改善，但我一直忍着。

　　刚开始在上海生活，我不想和外界有太多接触，过着独来独往的日子，就这样也过了两年多。后来是因为接送女儿上下学的机缘，我认识了一些台商的太太，偶尔在微信和他们聊聊天。直到有一天，有位太太邀请我到她家坐坐，时之将至，却通知改期再约，我也随口问了缘由，对方回答要和另位朋友去参加催眠。

　　这时我也好奇催眠是怎么回事，也想跟着去。这位太太非常热心，帮我咨询了老师，并且约定了时间。记得是3月20日，一行人来到柯老师的工作室，当下看到老师时，就觉得很亲切，从而有股想哭的冲动，当时也没别的想法，就和老师聊聊，玩一些简单的心理游戏，但有趣的是，要来参加催眠的朋友没成功，而在旁边等待的我，却兴起了参与催眠的念头。

柯老师带领着我慢慢放松自己，在很短的时间内就进入了催眠状态，我能够以口述方式，让老师清楚了解我所看到的画面，这真是很奇妙的经验。结束了这奇特的经验后，我的精神特别好，睡眠状态也改善了，更重要的是我有了欢喜心。过了没几天，我又上门找柯老师作潜能开发，让自己能更清楚日后的我，该如何安排找到自己。

我个人的感受是第一阶段的催眠，让我把这么多年来无形的包袱卸下一些，肩上的重担轻了些。第二阶段是让我知道用什么方法来重新调整自己的身心，改善一直以来不知为何的肉体病痛。对于外在的身体，我靠运动的方式，每天早晨到公园晨练加以改善；对于内在心灵，柯老师建议我冥想等方式，这部分我认为最难也不容易坚持，但我还是会努力做到。

现在已经过了两年，我还是一直和柯老师保持联系，如此可以让我在低潮时能随时获得正面能量，迎向光明的阳光。柯老师，我光明的启蒙导师，谢谢你！"

案例十八： **一个片刻接着一个片刻**

 孔小姐，50 岁，已婚

穿着朴素优雅，观察细微周到，表现出良好的教养，遇到事业转型的瓶颈已经超过三年，觉得有压力，很烦恼找不到目标。她不能容忍这种停滞状态，想寻求解决的办法，想要突破，希望通过催眠，改善混乱没有方向的现状。

整个催眠过程用了大约一个小时。

🧑 催眠师：现在完完全全放轻松，看到什么？

🧑 孔小姐：有强烈的光。

🧑 催眠师：向着光往前走，可以向前走吗？

🧑 孔小姐：可以向前走。

🧑 催眠师：路上有什么吗？

🧑 孔小姐：什么也没有，只有光。

> · 我观察孔小姐放松地躺在椅子里，很舒服得在催眠中走了10分钟。

🧑 催眠师：现在是走？还是飞？

🧑 孔小姐：我现在坐飞机向前飞。

🧑 催眠师：你在天空看到什么？

🧑 孔小姐：我看到云，这是在催眠吗？

  👤 **催眠师：** 是的，这是在催眠。

  👤 **孔小姐：** 这时有一股强烈的像在吸的能量带着我旋转。

  👤 **催眠师：** 你有看到什么吗？

  👤 **孔小姐：** 看到了前人，对我指点。前人离开的时候，我感觉有强大的能量，身体很舒服。

💡 建 议

    鼓励孔小姐要保持宁静的心情，这样才可以成长突破。感到焦虑、紧张、不安、压力、烦恼以及所有形式的恐惧，都是对未来过于关注，而对当下关注不够所引起的。把握目前的生活，不管发生了什么事情，都将不再增加任何的担心，不会增加任何的问题。只有你内心真正厌倦了痛苦，而且受够了痛苦，才会作出这种选择。

    如果你不再为自己担心，也就不会再增加别人的痛苦，更不会增加消极的问题，并且能够把握住当下的时刻，把握住专注的力量。

    你的大脑中背负了10个想法，不如去落实一个想法。你背负着过去，背负未来可能或必须做的事情的重担，却没有将注意力集中在一件你现在就能做的事情上。

    你与其听一百个人讲了锻炼身体的好处，很震撼，很受用，真的不如今天晚上就去楼下的操场走十圈。

    每一个时刻，都有那么一个选择，它比其他选择，让你更兴奋一点点，这个选项就是你要去行动的。现在你要敞开你的心，并且释放长久以来不必要的痛苦，去感受这简单的动作所带来的平静安详。

你只需要一步一脚印地继续前行，尽你最大努力，持续去做，让自己明白，这一切都是你所喜悦的，这样你的恐惧也渐渐消失。看着事情的进展，不要执着于结果，不停地行动，每时每刻都这样做，直到你有能力去做其他事情。如此这样怀抱着爱心，你的人生必将激动人心，璀璨夺目！

在写这本书的时候，孔小姐打电话告诉我她已经和先生决定去美国定居半年：一方面是陪伴在美国工作的孩子，在生活上可以随时沟通和互动；另一方面也可以让心平静下来，为下一步的创业做规划，并且可以从年轻人那里了解未来的发展趋势。

甜蜜生产快乐

每天都集中注意力，回想那些积极健康的事物，然后接受它，吸收它，把消极悲观中和掉，长期在你意识当中吸收这些积极乐观的情感体验，可以带来很多好处，比如：

一、能够让你的免疫系统提高。

二、让你的心血管系统抗压力。

三、可以减少不安情绪，提高乐观程度，有助于面对痛苦经历。

这是个良性循环，今天的美好感觉，将会增加明天获得快乐的能力。这对孩子来说也一样有好处，特别是对那些活跃型或者是焦虑型的孩子来说，有意识地吸收美好的人生体验特别重要。

　　活跃型的孩子，往往会在美好的感觉还没有在大脑中固化前，就转移了注意力。而焦虑型的孩子，则倾向于忽视好消息，或者是对好消息不予重视。还有些孩子既是活跃型的，也是焦虑型的，那么最好每天都选一个时间，鼓励他们去回想一下让他们感觉美好的事物，比如：父母的爱、成功的表现、宠物，或是足球比赛的一个进球，并且要了解这个事物为什么会给他们这样的感觉。

　　这个时间可以是在每天的睡前，或者是其他孩子独处的时间，此时用这些积极乐观的感觉和想法去引导他们。

　　吸收美好可以强化特定的意识状态，专注于积极乐观的情感可以滋养完整完美的内在心理，而当你的心里满满的都是美好的时候，你就能够给予他人更多的美好，你就是一个美好的人。

新 的 洞 见

　　荣格1875年出生于瑞士，他的学术思想深受中国哲学思想的影响。在"分析心理学"体系中，人类心理深层结构理论包括三个层次：

　　　　　意识

　　　　　个人潜意识

　　　　　集体潜意识

集体潜意识的内容是原型，原型与本能差不多，都是人格中的根本动力。人脑的进化和遗传，使得人们对无数接触到的，世世代代以来反复经历的，某类经验的反应极为敏感。

原型不是后天学来的，而是由先天遗传和进化得来的，它们就左右着人的内心。

"回溯原因的弗洛伊德"

? ←---------------------------- 人

过去   现在   未来

从结果开始去追溯原因，是一种被称为因果论的行为。

自由联想法，最关注的就是被测试者所叙述的事情，也就是说言语最重要。

"朝着目的地前进的荣格"

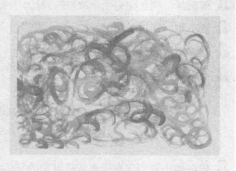

人------------------------→?

过去   现在   未来

从现在的状态开始，向未来即目的地探索的内心，将会朝什么方向发展呢？这被称为目的论。

词汇联想法，让被测试者听50个单词，接下来询问被试有什么样的联想并回答，然后开始记录其反应，脉搏计数和呼吸频率可以探测内心的情结。

案例十九：**亲密的伴侣**

 沈小姐，58 岁

　　她是一家工厂的负责人，由朋友介绍过来，找我了解催眠的事情。等一段时间后我们比较熟悉了，她才伤心地说，她深爱的先生过世已经快一年了，她痛不欲生，每天泪以洗面。许多朋友和她讨论过，她看了许多国内外的催眠书籍，也出门拜访了几位催眠师，觉得催眠应该可以解决她焦虑的头痛问题。结果经过沟通，她决定让我连续催眠三次，以此来确定她未来的人生方向。

第一次催眠，整个过程用了大约一个小时。

　催眠师：现在完完全全放轻松，看到什么？

　沈小姐：走进了花园。

　催眠师：有看到什么吗？

　沈小姐：感觉心很酸，走不下去了。

> ·我看到，沈小姐从伤心地哭泣慢慢变成号啕大哭，我耐心地陪伴她大约有半个钟头，她的情绪才缓缓恢复。

　催眠师：我们现在脱离灰暗沉重的悲伤状态，只要释放内心的悲伤，你的身心就可以保持喜悦与自由。迎接你的是刚才那一道白色亮光，它会照亮前方。

· 这时沈小姐向我反映,她感到背脊发热,轻松很多。

催眠后沈小姐含着泪坐起来,但是脸上已经有了光彩。她高兴地对我说:我现在听到过世的先生告诉我:他爱我,他会永远跟我在一起,希望我快乐地继续走下去,将他的志愿完成,未来要面对大众,去帮助贫困的儿童让他们有就学的机会。

这应该是一种心电感应的对话。这是我第一个让她与去世的爱人重逢的催眠个案,我既感动又欣慰,觉得他们的爱实在伟大。

___

第二次催眠,整个过程用了大约一个小时。

___

🧑 **催眠师:** 现在完完全全放轻松,看到什么?

🧑 **沈小姐:** 现在骑着白马,觉得有风吹过来,感到很累的时候,白马张开翅膀向前飞翔。

🧑 **催眠师:** 还看到什么吗?

🧑 **沈小姐:** 我的先生也坐在马背上,微笑着。

🧑 **催眠师:** 已经到了目的地了吗?

🧑 **沈小姐:** 不要那么急,已经看到了,前面有白色光。

🧑 **催眠师:** 请白色光告诉你重要的话。

🧑 **沈小姐:** 我就是光,好苦啊! 孤军奋斗!

🧑 **催眠师:** 任务是什么?

🧑 **沈小姐:** 回家就知道了,再向前一会儿就到家了! 发现所有的光围绕着我,我的家人都在这里。

> · 这时沈小姐难过地说："我要回家，只有家懂得我。"光告诉我："全部的光围绕着你，他们都很爱你！你还不能回家，他们一直没有离开过你，你要和他们一起去完成爱的任务。"

沈小姐：地球很苦，人都很自私。

光：我的爱很大很大，要传播出去！

你会满载而归！

最后一句话，我看到沈小姐用丹田的力量，一字一字非常用力地念出来，跟她原来娇美的声音，简直是天差地别。

催眠结束后，沈小姐恢复了精神，连走路也有了力气。她告诉我：在催眠时，她的身体有股能量从脚底一直往上冲，全身都出汗了，感觉很热，像火烧一样。

她说此时想回去主动拥抱女儿，因为之前情绪沮丧，和女儿有些争执。但是她和自己的母亲，仍有一些相处上的隔阂，至今仍无法释怀。

这时我发现，沈小姐面容没有那么疲惫，也不再那么伤感地掉眼泪了。

第三次催眠，整个过程用了大约一个小时。

催眠师：现在完完全全放轻松，看到什么？

沈小姐：看到一匹白色的马，守护神牵着我的手，守护神是我的先生，我感觉有好大的能量，然后到达目的地。

催眠师：你看到什么？

沈小姐：看到白色光，白色光是纯洁的，白色光是最高的境界。

👤 催眠师：请问白色光有什么话要告诉你?

👤 沈小姐：你好苦,你好累,你要无边、无界、无我、无惧、无怕,有我有你,我们一起共创未来。爱你,只有爱你,我们唯有爱!

👤 催眠师：现在最重要的事!

👤 沈小姐：爱是宇宙,是大自然,你的爱没有人感受得到,不怕,有我! 有我给你支持,你的任务就是断绝人的贪、嗔、痴! 你未来会成长。

你的光照耀着每一个人,每一个人的心。你的光是神圣的,没有邪恶力量会影响它,它会让人感化。你是我们的代表,没有人挡得住你。

我们的爱是这么伟大,你不会再这么苦,这么累了!

我会去除所有的烦恼,我们永远同在,我所有的爱都在你身上表现出来。永远与宇宙万物同在的,包罗万象的,无边无际的大爱,都会与你同在!

这时我感受到沈小姐的声音愈来愈有力量。

在催眠结束后,沈小姐告诉我,她先生过世快一年,自己一直非常伤心难过,经常会想念他,同时也有生活上的压力,所以身体很疲惫。现在感觉身体非常舒服柔软,而且在催眠的时候,有股很大的能量在旋转,胸口也舒服多了。她微笑向我表示,之前对母亲的不满没有那么强烈了。和先生的爱,经过一次一次的催眠,可以由小爱升华为大爱。

她会振作起精神,积极面对生活,成立以她先生名字命名的基金会,完成先生的遗愿。她知道先生的爱,还在她身旁。

建 议

鼓励沈小姐要让心静下来，可以用冥想来改善身体，她还要陪伴孩子一起成长，锻炼身体也是生命的实践。

重点：虚其心——"思绪放空"

实其腹——"充盈丹田"

身心彻底放松，面带微笑，静下自己的心，稳住自己的神，才能达到入静的效果。

通则不痛，痛则不通，怡然自得的时候，气才会过来，恬淡虚无，真气充之。

过了三个月，沈小姐和我联络，用美妙的声音告诉我："我感到身心非常轻松，才知道原来的身体是这么的沉重，谢谢你！陪伴我们解决疑难杂症，感激尽在不言中！"

随后她传给我她和孩子们在家里欢度圣诞节的照片，还俏皮地问我："你觉得我是不是愈来愈美了！"

案例二十：**超越幻象**

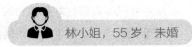
林小姐，55 岁，未婚

　　她穿着浅灰色毛衣，白绸衬衫束在裙腰里，围巾披在肩上，头发是波浪卷的，很雅致的格调。她告诉我：她觉得非常疲倦，心情很混乱，这样已经有两年了，想要知道，什么是要去学习修补完整的。

第一次的催眠，整个过程用了大约一个小时。

👩 **催眠师：** 现在完完全全放轻松，看到什么？

🧑 **林小姐：** 小女孩走在花园里。

👩 **催眠师：** 看到什么？

🧑 **林小姐：** 两边有鲜绿的草地，我走在小路上。

> · 林小姐在催眠中放松地走了 15 分钟。

👩 **催眠师：** 现在还在走吗？

🧑 **林小姐：** 已经回到家里。

👩 **催眠师：** 看到什么？

🧑 **林小姐：** 看到妈妈在厨房，小女孩走到楼上。

👩 **催眠师：** 小女孩在做什么？

🧑 **林小姐：** 小女孩待在那里，看着星光，不快乐！

有声音告诉我跟着他，相信他，他会带着我。

林小姐伤心地说：什么时候可以把翅膀还给我，让我可以回家。

那声音说等到修复好你的翅膀。

接着我就用O卡做生命蓝图的潜能开发：

催眠师：在夜晚的时候，你要安静地想想自己的感情。

要怀抱喜悦的心情，这样你就可以放松地生活。

要退一步去思考，亲近你的母亲，

你就可以减轻心理的压力。

要为感情付出。

你的内在是知道这样才会快乐的，

而不是觉得被家捆绑住。

你要欢笑，身体的难过就会减轻。

你要坚定地牵着家人的手。

不要保持距离。

记住：一定要付出，你就是太阳。

要主动去做，并且做实际可看到的事，

你的希望就可以实现。

家人不是陌生人，他们的陪伴是温暖的。

你要保持赤子之心，内在才会安静。

这是一种净化的成长。

只要保持轻松的心情，就可以分享。

若是继续固执，你就会心情混乱，

并且会让你疲倦看不清方向。

建　议

　　鼓励林小姐要静心,回归那个真实的生活,不要向外看,而是要向内看。当我们把焦点放在外在,我们常常会陷入判断里,什么是好的,什么是坏的,我要这个,我不要那个。

　　这些判断使我们陷入我们的幻象,我们的昏睡,以及我们旧有的习惯和模式。抛弃意见繁多的头脑,向内走,在那里你可以放松地进入你自己最明亮的真理。

　　林小姐问我说:为什么有些人说她的梦想不能实现?

　　我告诉她:梦想就是计划的执行,绝不能是"空想",这样才不会遇到挫折就退缩,或是只有三分热度。没有订立目标,如同鸟无双翼,车无轮子,看不到机会,也不知道要做什么。有目标的生活才有意义,有意义才会快乐!

　　她又问我:为什么有时候实现了愿望并不快乐!

　　我告诉她:梦想的基座就是"价值观+爱",它包括必须要付出的努力和将会失去的代价。

　　具体的梦想有:

　　　　　你要成为什么样的人?

　　　　　要做什么样的事?

　　　　　要拥有什么东西(一年以后可以兑现的)?

梦想六部曲

梦想——有梦最美

　　——安眠丸

　　——计划

　　——想象力

　　——坚持

　　——经验

　　去创造自己的价值，使别人因为有你而过得更好。所有靠物质支撑的快乐都不能持久，只有身心的健康愉悦，才是真正的快乐！

内在的声音

　　经过了一年半，林小姐又和我约好催眠的时间。见了面，她告诉我，现在她和妈妈的相处已经很融洽，时常陪伴妈妈去医院检查身体，但是和其他家人的关系还是无法改善，并且团队的工作也面临压力。有半年了，身体绷得很紧，会导致情绪不稳定，觉得生活没有动力，希望这样的状况能够改善。

第二次催眠，整个过程用了大约两个小时。

　　催眠师：现在完完全全放轻松，看到什么？

👤 **林小姐**： 走进花园，走不动。

👤 **催眠师**： 有一道白色光照在你的身上，让你可以向前走。

👤 **林小姐**： 坐在白鹤的身上飞，看到海岸，还有楼梯，前面有一团光，看到妈妈的脸。

👤 **催眠师**： 请她告诉你一句话？

👤 **林小姐**： 一生的磨炼，到此结束。

👤 **催眠师**： 如何得到帮助？

👤 **林小姐**： 要自己去飞翔。

👤 **催眠师**： 现在怎么做？

👤 **林小姐**： 喜悦。

👤 **催眠师**： 现在看到什么？

👤 **林小姐**： 已经飞在半空中，身穿彩衣飞，飞很高，飞很远，前面有楼梯，回到城堡，看到欧洲的郡主，身穿白色纱衣，头戴皇冠，大厅里有很多人等她说话，郡主说："从今以后，我们要团结一致。"郡主有二十多岁，在造围墙，周围有绿色的草原。她坐马车，找水源，后面跟着一群女生，靠着水边住，有水有草，大家安居乐业。

👤 **催眠师**： 现在在做什么？

👤 **林小姐**： 现在坐在白鹤的身上飞翔，我想回家！

　　白鹤说：现在还不能回家。

👤 **林小姐说**： 那怎么办？

　　白鹤说：放心交给我。

催眠结束后，林小姐问我："使命是什么？没有动力！没有参与感！什么都做不了！没有价值感！什么都不会！我要不积极，要不放弃，是极端的两种跨度。没有鞭子，没人逼我，我就动不了！"

 建 议

鼓励林小姐，在经历痛苦和挫折时，也可以学习。

一、莫忘初衷，在生活中所应承担的责任，请勇敢地挑起来，面对现实，坚持去做，就会让你成为独一无二的自己。

二、学会生活，身心的平衡要注意睡眠、饮食、运动，为了生存要维护身心的健康。很多忙于事业的人，都忽略了对自己，对家人很重要的事。没有任何人的人生可以不经历痛苦，必须有家人和朋友的陪伴及鼓励，因为有了他们的鼓舞，我们能够在进行目标的时候更坚强，可以超越自己。

三、心智发展趋势，愿意提升和渴望进步的强烈愿望，能让一个人想要让自己变得愈来愈像自己最完善的本来样子。无论遇到多大的困难和挫折，都要记住：要让自己有退路可走！

再出发，再生的机会！

一切都是最好的安排！

可以自省，不可以自责！

在纠结沉重的时候，如何让缺乏动力的状况动起来呢？

要勇于分享，表达你的爱，保持赤子之心，积极地投入工作，通过生活中的实践，你可以累积经验，去看见，去觉知，去悟自己的改变，这样你就可以得到智慧并且满载而归。

让我们的心静下来，面对自己内在的声音，看到自己的心态，慈悲地接受

真实的自己，把握当下重新开始，将心比心才可以与人相处，才能化解问题和
逆境。

最近林小姐给我手机微信传来的讯息说，她现在在安静地休息，为自己准
备许多好吃的食物，享受独处的快乐，要让自己处于很纯净的状态。她还附加
一个莲花盛开的图案。我想林小姐很快就可以听到内在声音的启发了。

案例二十一：**勇气**

 宋先生，38 岁，已婚

　　宋先生有孩子。他穿着一件雪白的衬衫，下摆束在裤腰内，非常整齐，但看起来神情很疲倦。他告诉我他这半年工作很繁忙，有几个业务要去接洽，也有正在进行合作的案件，所以时常要沟通协商，精神以及体力都处在紧张的状态，希望催眠能够缓解压力。

整个催眠过程用了大约一个半小时。

催眠师： 现在完完全全放轻松，看到什么？

宋先生： 前面有座山挡住了我。

催眠师： 有一道白色光照在你的身上，勇敢向前走。

宋先生： 好像有人拉着我的手向前走，全身被卷住一直在旋转，像被龙卷风带着转，这样才能跨越大山。

催眠师： 跨过大山，你在做什么？

宋先生： 感觉在黑暗的海浪中，有很多拱门在海上面，有一个人拿着拐杖向山上爬，很累！

催眠师： 爬山时看到什么？

宋先生： 这时有白色光，它力量巨大，靠近它感觉身体很舒服。

> · 观察到宋先生在催眠中头部微微垂下，很放松地休息了 10 分钟。

催眠师： 现在看到什么?

宋先生： 看到被冰封在里面，里面有刚刚帮助我的人，我跪在前面，请他教导。他说："行善助人，要修心，要静坐。"

催眠结束后，我看到宋先生的脸色恢复了光彩。

 建议

　　鼓励宋先生，即使生活在最艰苦的环境之下，我们都有一个选择。我们可以变得憎恨，试着去责怪别人，或责怪某一件事，使我们进入困境，或者我们可以去面对那个挑战而成长。一旦找到了生命的意义，一个人的生存适应能力就会大大提高，这种能力就是在任何给定的环境下，决定自己的生活方式。

　　因为他已经知道了自己生存的意义，所以他能坦然面对前方的任何挑战。在满足欲望，追求幸福的过程中，想要"得到"更多，而在充满意义的生活中，会"给予"更多。

　　面临生活中的重大事件时，原来的生活被连根拔起，移栽到其他的土壤，所有自认为的安全和归属感，都烟消云散。但这也是内在独立的开始，你可以从困惑当中，重新建构自己的内心世界。人生的路，就像爬山一样，它是很艰难、很费力的，我们必须去经历那个过程，要有足够的勇气去成长。

　　因为快乐会激发人超越自己，所以我们不能让自己对快乐视而不见。在今日只去感受快乐，特别是当你的第一个念头是去挑剔某人或某事的时候，学习分享你的喜悦，让喜悦成为你的所作所为。

《论语·子罕》："子绝四：毋意、毋必、毋固、毋我。"

孔子对于执着有四种方法可以化解，那就是将"任意猜测""坚持己见""顽固不化""自我膨胀"的四种心态拒绝，掌握好心的力量，从而走向光明！

经过了半年多，宋先生打电话来说他初步的计划已经完成，现在工作有收获，家庭很圆满，也规划了运动的时间，希望能够积极工作，完成未来的目标。

听到这些好消息，我感到很开心。宋先生已经实现了理想的一大步，只要他能怀抱理想，用轻松的心情去面对环境，能够用静心来缓解压力，并且感谢家庭全力地支持，就可以有动力去完成理想目标。

第 3 章

改变中的世界，改变中的我

人生方向的自我导航

很久很久以前，在山脚下的一个小村庄里，住着一位智慧的老人。他虽然上了年纪，但被村里的村民公认为阅历丰富，洞悉世事，擅于解惑的长者。

村尾住着一户人家，有个聪颖顽皮的小男孩，他用网子活捉了一只小麻雀，把它轻轻握在手掌心，然后跑去找老公公。他说："爷爷，听说您是我们村子里最聪明的人，您知不知道，我手里握的鸟是活的还是死的？"

老人笑眯眯地注视着眼前的小男孩，只见得一双黑乌乌的小眼睛狡慧地在打转。如果回答他是死的，孩子就会双手一张让小鸟张翅飞去。如果回答他是活的，他只要手心稍微用力，就可以将小鸟捏死。

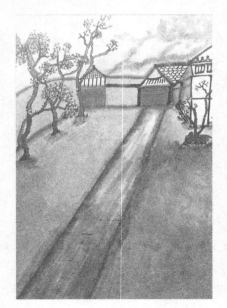

于是，老人不急不缓地说道："这很简单。孩子，这只鸟既不是活的，也不是死的，既然它握在你的手里，是死是活，得全看你了！"

人生的方向好比那只小麻雀，成长中的我们如同慧黠的小童，我们未来的方向操诸于自己的手掌心，你要随俗浮沉过一生，还是生龙活虎过一生，都取决于自己。你所踏出的每一步，都和你偏好的生涯航向息息相关，我们是自我生涯航向的导航者。

突　破

潜能开发就是改变的关键，也是让生命变得更好的最有效方法。因为人活在这个世界上需要动力，如果没有动力，就会感到倦怠，甚至停顿下来，也有可能会偏离人生的轨道，迷失方向。所以，以孔子为例，在《论语为政篇》里，他说："吾十有五而致于学，三十而立，四十而不惑，五十而知天命，六十而耳顺，七十而随心所欲不踰矩。"

在孔子的主张中，他认为人可以每隔十年就有不同层次的进步，这正好印证了马斯洛"人本主义心理学"和"需求理论"：它们认为人只要活在这个世界上，就会感到潜能还有许多尚未发现，也可以说是愿望尚未实现。所以，只要还活着，我们就有机会改变成不同的样貌，而这样的不同是正面的，是完善的，是一层一层往上提升的。当我们拥有了基本的需要，就会渴望发展的需要，因此自我实现，自我超越，是人生积极追求的最高目标。

潜能开发就是能够引导启发我们根本的爱和宁静的内在，像是飞机自动控制的导航仪，能够设定航线，不致偏离方向。最重要的是，当我们遇上危机时，它能够及时把握住方向，掌握人生的方向盘，可以化危机为转机。

感谢每位前来工作室让我催眠的美丽天使，因为你们的出现，我才看到内在根本的爱，我只是用心去体会，耐心倾听，引导你们的动力，在全身放松的状况下，将爱的能量唤醒，鼓励你们要积极地把门打开。是希望通过生活的实践，培养良好的人际互动关系，让爱可以彼此拥抱，让爱不再纠结痛苦，让生命不再被损伤，能够看见天空的美丽彩虹，去觉知自己新的改变，走向光明的快乐人生！

一生当中常有一些需要抉择的时刻，有些人会去求神拜佛，有些人会去求教于专家学者，有些人会去算命卜卦，有些人会找朋友商量。无论怎样一定要找出一条路，不能老是站在十字路口彷徨。本书就提供了另一个选择，读者在遇到困惑的时候，可以借由催眠对自我的启发，来帮助解决问题。

人生总是会遇到四处碰壁的时候，面对一片黑暗，请你记得仰望天空，为自己的生命找到一个出口。

问问自己：什么是你的欲望？然后问：什么是你真实的需要？去发觉你有多渴求那些对你没有实质价值的事物，而在盲目追求的过程中，忽略了珍惜你本就具有的潜能，是多么地耗损了你的身心健康。

当我们疲惫不堪的时候，请关心你的动力来源，重新认识生命的根源，正确谱写生命蓝图，这样你就可以逆转突破，积极开展自己的生活，解除背负在你生活里的无形压力。

我坐在二楼的工作室，从明亮的窗台，看往外面蓝色无边的美丽天空，想着飘浮的云海，温暖的金色阳光照耀在生机盎然的绿色草地上，在树枝上快乐唱歌的鸟儿，喜悦感恩的心。现在要让自己完全融入生活的感觉，与大自然连结，不需要长时间冥想，只要用深呼吸将它轻松地一口饮下，你就马上可以身心愉快保持动力，积极地走向光明幸福之路！

如果所有的能量都使用在头脑上，你将永远无法知道你的内心，你将永远无法尝到跟整体合而为一的滋味。我们必须宁静到能够碰触到那个源头，它在我们每一个人心里面，而我们要取得里面的能量，并不是借着思考和计划，而是借着归于内心给我们智慧和滋润。祝福你们可以达到你的潜力之所在，找回你与生俱来的智慧。

图书在版编目（CIP）数据

催眠：与生俱来的智慧 / 柯惠著 .— 上海 ： 上海
社会科学院出版社，2023
ISBN 978-7-5520-3768-5

Ⅰ.①催… Ⅱ.①柯… Ⅲ.①催眠治疗 Ⅳ.
①R749.057

中国版本图书馆CIP数据核字（2021）第276254号

催眠：与生俱来的智慧

著　　者：柯　惠
责任编辑：杜颖颖
封面设计：霍　罜
出版发行：上海社会科学院出版社
　　　　　上海顺昌路622号　邮编200025
　　　　　电话总机021-63315947　销售热线021-53063735
　　　　　http://www.sassp.cn　E-mail: sassp@sassp.cn
排　　版：南京展望文化发展有限公司
印　　刷：上海新文印刷厂有限公司
开　　本：890毫米×1240毫米　1/32
印　　张：4.5
字　　数：109千
版　　次：2023年1月第1版　　2023年1月第1次印刷

ISBN 978-7-5520-3768-5/R·065　　　　　定价：32.80元

版权所有　翻印必究